Slow Medicine

CIP-BRASIL. CATALOGAÇÃO NA PUBLICAÇÃO
SINDICATO NACIONAL DOS EDITORES DE LIVROS, RJ

C794s

Coradazzi, Ana
  Slow Medicine : sem pressa para cuidar bem / Ana Coradazzi, André Islabão. - 1. ed. - São Paulo : MG, 2024.
  160 p. ; 21 cm.

  ISBN 978-65-87862-05-7

  1. Atitudes em relação à saúde. 2. Consulta médica. 3. Comunicação interpessoal. 4. Médico e paciente. I. Islabão, André. II. Título.

24-88128
CDD: 610.696
CDU: 614.253

Meri Gleice Rodrigues de Souza - Bibliotecária - CRB-7/6439

www.mgeditores.com.br

Compre em lugar de fotocopiar.
Cada real que você dá por um livro recompensa seus autores
e os convida a produzir mais sobre o tema;
incentiva seus editores a encomendar, traduzir e publicar
outras obras sobre o assunto;
e paga aos livreiros por estocar e levar até você livros
para a sua informação e o seu entretenimento.
Cada real que você dá pela fotocópia não autorizada de um livro
financia o crime
e ajuda a matar a produção intelectual de seu país.

Slow Medicine

Sem pressa para cuidar bem

Ana Coradazzi e André Islabão

SLOW MEDICINE
Sem pressa para cuidar bem
Copyright © 2024 by Ana Coradazzi e André Islabão
Direitos desta edição reservados por Summus Editorial

Editora executiva: **Soraia Bini Cury**
Preparação: **Mariana Marcoantonio**
Revisão: **Janaína Marcoantonio**
Capa: **Delfin [Studio DelRey]**
Projeto gráfico e diagramação: **Crayon Editorial**

MG Editores
Departamento editorial
Rua Itapicuru, 613 – 7º andar
05006-000 – São Paulo – SP
Fone: (11) 3872-3322
http://www.mgeditores.com.br
e-mail: mg@mgeditores.com.br

Atendimento ao consumidor
Summus Editorial
Fone: (11) 3865-9890

Vendas por atacado
Fone: (11) 3873-8638
e-mail: vendas@summus.com.br

Impresso no Brasil

Sumário

Prefácio 7
Marco Bobbio

Um pouco de história 13
Em busca do tempo perdido 21
Individualização 39
Autonomia e autocuidado 53
Uma visão mais positiva da saúde 63
Prevenção 75
Práticas integrativas e complementares em saúde (Pics) 89
Segurança 97
Paixão e compaixão 109
O uso parcimonioso da tecnologia 115
A relação clínica 127
A medicina para além da ciência 135

Posfácio — Reflexões econômicas sobre uma ciência sem pressa 147
Luís Cláudio Correia

Prefácio[1]

Vivemos em um mundo hiperconectado, desmaterializado e ultraveloz que visa crescer infinitamente, consome recursos naturais produzidos e acumulados ao longo de centenas de séculos em poucas décadas, reduz as comunicações à extensão de um tuíte, espera ter tudo imediatamente, não tem tempo para refletir, para saborear, para esperar. Até a medicina é dominada por essa corrida rumo ao tudo e agora. É assim que o pronto-socorro é utilizado para cada mínima necessidade, pacientes ainda instáveis recebem alta precocemente para dar lugar aos que estão em macas, compram-se produtos "naturais" na esperança de reduzir o risco de doenças, realizam-se exames desnecessários para confirmar um diagnóstico, realizam-se cirurgias para retirar algo que não vai criar problemas, prescrevem-se antibióticos na ilusão de que uma virose se cure mais rápido. Estamos assoberbados por uma bulimia médica que produz uma demanda exponencial de serviços, especialistas, exames e medicamentos, colocando em crise os sistemas de saúde, os planos de saúde e os orçamentos familiares. Acredita-se que fazer mais levará a uma vida melhor e mais longa. Mas nem sempre é esse o caso.

Na última década, temos assistido a um aumento de profissionais de saúde e cidadãos insatisfeitos com essa medicina cara que, em nome da eficácia, negligencia as demandas dos pacientes, suas necessidades, seus anseios, suas expectativas, aplicando indiscriminadamente os mesmos protocolos a jovens, idosos, homens, mulheres, pessoas sem instrução ou com ensino superior, sozinhas ou assistidas por familiares, e prescrevendo exames e medicamentos sem uma avaliação criteriosa do paciente. Emblemática é a história de Cândido, contada neste livro: um rapaz de 30 anos que vai ao pronto-socorro com dores abdominais e, após uma série de exames,

---

1. Tradução de Andrea Bottoni, médico pela Universidade de Roma La Sapienza e especialista em Estilo de Vida e Coaching em Saúde pela Faculdade Israelita Albert Einstein.

mais úteis para que os médicos evitem disputas judiciais do que para o paciente, recebe alta com a mesma dor e sem saber o que a causou. Para se contrapor a uma medicina cada vez mais desumanizada, orientada para o lucro de quem produz medicamentos, equipamentos, dispositivos médicos e serviços, transformando pacientes em consumidores e pessoas saudáveis em indivíduos preocupados e necessitados de avaliações e tratamentos "preventivos", em 2011 um grupo se uniu com o intuito de fundar um movimento para frear essa tendência e demonstrar que uma medicina que trata de pessoas doentes pode ser praticada e é vantajosa. Como está bem explicitado no texto, por afinidades eletivas e proximidade geográfica, foi imediata a referência ao movimento Slow Food, que há anos luta por uma alimentação boa, limpa e justa. Decidiu-se definir esse movimento de opinião como Slow Medicine e identificar três adjetivos que o caracterizam: por uma medicina sóbria, respeitosa e justa.

A associação dos termos *slow* e *medicine* pode ser mal interpretada. Parece redundante, porque é óbvio que a medicina deve ser sóbria, respeitosa e justa; na verdade, é improvável que alguém defenda uma medicina exagerada, desrespeitosa e arbitrária. Mas a necessidade de acrescentar o termo *slow* se fez presente, uma vez que a medicina moderna está enveredando para uma prática agressiva, condicionada pelo uso da tecnologia.

Às vezes, erroneamente, o termo *slow* é associado à tradução literal de "lento", prefigurando uma medicina relaxada, indolente, preguiçosa, inativa, que demora muito para tomar uma decisão e iniciar uma intervenção. Em várias circunstâncias, quando se trata de reanimar um paciente, estancar uma hemorragia, lidar com um politraumatismo, a medicina deve ser rápida, muito rápida mesmo. Muitas vezes, o médico tem de intervir com automatismos aprendidos com treino e experiência para não perder segundos preciosos. No caso da Slow Medicine, no entanto, o termo *slow* significa prevenção e atendimento personalizado. Trata-se de saber refletir sobre como lidar com uma doença, saber avaliar criticamente os resultados da pesquisa clínica, saber adaptar as recomendações das diretrizes para o paciente individual.[2] O conceito *slow* que inspira a Slow Medicine deriva do termo em latim *festina lenta* (apresse-se lentamente): pense antes de agir.

---

2. BOBBIO, Marco et al. "Slow medicine and choosing wisely: a synergistic alliance". *Journal of Evidence-Based Healthcare*, 2021, n. 4, p. e4222.

É um conceito que expressa a necessidade de raciocínio e avaliação ponderada na tomada de decisões, evitando ser condicionado por modismos, propagandas e interesses secundários.[3] Como explicam Ana Coradazzi e André Islabão, os antigos gregos distinguiam o tempo quantitativo, objetivo e cronológico (*chronos*) — que é determinado pelo ciclo diurno, pelas estações do ano, pelos relógios — do tempo qualitativo e subjetivo (*kairós*), que muda de acordo com as circunstâncias, as pessoas, os contextos. O termo *slow* associado à medicina indica, portanto, o momento certo para aquela situação, que também pode ser tratada com muita rapidez.

A filosofia do movimento Slow Medicine[4] considera essencial basear a prática médica em evidências científicas, mas chama a atenção dos profissionais de saúde para uma leitura crítica da literatura e das diretrizes, a fim de oferecer a cada paciente um tratamento sóbrio, respeitoso e justo. Se tomarmos a definição de medicina baseada em evidências (MBE) dada por Sackett et al. no livro-manifesto *EBM is the integration of best research evidence with clinical expertise and patients' values*[5] [MBE é a integração das melhores evidências científicas com a experiência clínica e os valores dos pacientes], percebemos que a Slow Medicine se encaixa plenamente na definição dada pelos fundadores dessa abordagem. Ao longo dos anos, o conceito de MBE focou indevidamente apenas no primeiro dos três pilares, reduzindo o conceito somente à necessidade de avaliar as evidências de eficácia, fora do contexto clínico e das preferências do paciente. A divulgação de diretrizes acentuou ainda mais esse fenômeno ao nos fazer acreditar que apenas dados científicos (quais? quão confiáveis? como interpretá-los? como transferi-los?) devem orientar as escolhas clínicas. O exagero em tecnicismos e a obsessão pela atualização desvirtuaram o sentido primordial da MBE e negligenciaram a natureza humana e pessoal da relação entre médico e paciente. A Slow Medicine foi capaz de resgatar e desenvolver esses conceitos, dando substância aos princípios fundadores da MBE.

---

3. BERT, G. et al. "Le parole della medicina che cambia: un dizionario critico". Roma: Il Pensiero Scientifico, 2017.
4. BONALDI, A.; VERNERO, S. "Slow medicine: un nuovo paradigma in medicina". *Recenti Progressi in Medicina*, 2015, n. 106, p. 1-7.
5. SACKETT, D. et al. *Evidence-based medicine – How to practice and teach EBM*. Londres: Churchill Livingstone, 1998.

No centro do pensamento da Slow Medicine está a questão do tempo, que, como escrevem os autores, "mais do que algo que nos limita ou oprime [...] é um grande aliado que pode expandir e potencializar as nossas capacidades" e se combina com reflexões interessantes "sobre o tempo da consulta, o tempo do diagnóstico, o tempo do tratamento, o tempo das doenças, o tempo da ciência, o tempo de cada um, o tempo de um relacionamento, o tempo para si mesmo, o tempo de uma vida".

Outro elemento importante é o individualizar como "forma de reconhecer as características específicas de determinado indivíduo, de modo que ele possa ser identificado e compreendido como uma parte única dentro de um todo" — o que a medicina está transformando em um conceito científico vinculado às características genéticas de cada indivíduo, ignorando que "somos diferentes na forma de lidar com nossos males, no suporte social e familiar de que dispomos, nos nossos recursos financeiros, em nossa capacidade de compreensão, em nossas crenças religiosas ou espirituais, em nossos objetivos de vida, em nossa tolerância ao sofrimento".

Aqui, Ana e André explicam e ilustram com maestria todos os conceitos fundamentais que foram desenvolvidos nesses anos de reflexão sobre o significado e a prática da Slow Medicine: conceito positivo de saúde, prevenção, práticas integrativas e complementares em saúde. Dizem os autores: "A Slow Medicine entende que conhecimentos milenares devem ser respeitados. Negligenciar sua utilidade baseando-se em preconceitos pessoais é arrogância. Restringir seu uso às práticas analisadas em grandes estudos randomizados pode privar pacientes de benefícios importantes [...]".

Trazendo o leitor para o centro do problema, cada capítulo começa com a história de um paciente atendido às pressas e de modo pouco atento, seguida da descrição de como a consulta poderia ter ocorrido se ele tivesse sido acompanhado segundo a lógica da medicina sóbria, respeitosa e justa.

Nos últimos anos, a Sociedade Italiana de Slow Medicine coletou uma variada documentação de histórias clínicas que demonstram como se pode curar sem esperar resolver tudo imediatamente; depoimentos de médicos, enfermeiros, fisioterapeutas, psicólogos, pacientes e familiares que contam quais foram as vantagens de ter adiado uma operação, desistido de um exame, suspendido um tratamento. Essas histórias nos permitiram refletir sobre conceitos negligenciados pela medicina da pressa: a sobriedade dos tratamentos, o respeito pelos desejos e pelas expectativas do paciente, o tempo necessário para lidar adequadamente com seus problemas, a importância de acompanhar as pessoas até o final de sua jornada terrena. Muitos se perguntam se há espaço, na prática clínica, para uma medicina que não corre, que não depende de tecnologia, que dispensa alguns medicamentos. Ela existe e está se espalhando. Cada vez mais, os profissionais de saúde de um lado e os pacientes de outro percebem que uma medicina *slow* pode ser eficaz e reduzir as tensões entre ambos ao limitar relações fugazes e anônimas. A medicina *slow* não faz barulho, não atrai artigos de jornal, não oferece honorários generosos, não promete milagres, não ilude, não cria fascínio, mas em muitas circunstâncias, como você lerá nos próximos capítulos, é útil e eficaz.

Você tem em mãos um livro culto, estimulante, cheio de reflexões e histórias verdadeiras de pacientes que deparam com uma medicina agressiva ou distraída, incapaz de cuidar da pessoa, dedicada apenas àquele pedaço do organismo doente. Um livro que explica a médicos, enfermeiros, pacientes, cidadãos comuns e administradores na área da saúde que uma forma diferente de exercer a profissão pode e deve se tornar patrimônio cultural para devolver dignidade e valor a uma prática que se esvai rumo a uma medicina pouco empática e ineficaz.

MARCO BOBBIO
Presidente da Associação Italiana de Slow Medicine
Ex-diretor do Departamento de Medicina Cardiovascular
do Hospital Santa Croce e Carle de Cuneo (Itália)

Um pouco de história

ITÁLIA: A ORIGEM DA MEDICINA SEM PRESSA

O movimento Slow Medicine foi fundado em 2011, em Turim, na Itália, a partir da ideia de um grupo de profissionais de saúde que propunha a construção de um espaço onde outros profissionais da área e, sobretudo, os cidadãos pudessem se encontrar de forma descontraída para partilhar experiências e pensamentos sobre medicina. Seu objetivo era promover um cuidado baseado no bom senso, valorizando a escuta, o diálogo e a partilha de decisões com os pacientes. Dessas reuniões informais surgiu a visão de uma assistência em saúde que seja essencialmente sóbria, respeitosa e justa. Sóbria porque é exercida com moderação, gradualmente e sem desperdícios. Respeitosa porque está ancorada na preservação da dignidade e nos valores de cada pessoa. E justa porque se propõe a garantir o acesso de todos aos cuidados apropriados. Em pouco tempo, as (boas) ideias propostas pela Associação Italiana de Slow Medicine espalharam-se pelo país e pelo mundo, funcionando como um farol para um número cada vez maior de profissionais de saúde, pacientes e cidadãos que sentiam a necessidade de mudança e encontraram no movimento os caminhos que vinham buscando.

O nome foi escolhido devido à parceria com o movimento Slow Food, fundado nos anos 1990 em Bra, uma comuna perto de Torino, na Itália, onde se propagava a perspectiva de que a alimentação não diz respeito apenas à esfera biológica dos indivíduos: deve ser enxergada também do prisma social, econômico e emocional — exatamente como a saúde. O termo Slow Medicine foi utilizado pela primeira vez pelo respeitado cardiologista italiano Alberto Dolara, num artigo publicado em 2002 no *Italian Heart Journal*, em que declarou:

> Na prática clínica, a pressa é quase sempre desnecessária. A adoção de uma estratégia de "medicina sem pressa" pode ser mais gratificante em muitas si-

tuações. Tal abordagem permitiria aos profissionais de saúde e, em particular, aos médicos e enfermeiros ter tempo suficiente para avaliar com atenção os problemas pessoais, familiares e sociais do paciente, para reduzir a ansiedade enquanto se espera por procedimentos diagnósticos e terapêuticos não urgentes, para avaliar cuidadosamente novas metodologias e tecnologias, para evitar altas hospitalares prematuras e, por fim, para oferecer um apoio emocional adequado aos pacientes terminais e às suas famílias.[6] (tradução nossa)

Desde então, os movimentos Slow Medicine e Slow Food passaram a trabalhar em estreita parceria, partilhando ideias, valores e até mesmo semelhanças em seus respectivos logotipos: o do Slow Food representa um caracol, e no do Slow Medicine há dois caracóis conversando, o que remete ao encontro entre pacientes e profissionais de saúde que partilham conhecimentos, experiências e valores para decidir a melhor estratégia. As duas organizações cooperam em publicações científicas e de divulgação. Carlo Petrini, fundador do Slow Food, escreveu o prefácio ao livro italiano *Slow Medicine*, ajudando a promover a prática no país.

Na Itália, as grades curriculares dos cursos de graduação e pós-graduação em saúde, assim como a prática médica, vêm sendo influenciadas pelos conceitos preconizados pela Slow Medicine. Várias associações médicas se aliaram ao movimento e contribuem ativamente com ele por meio de iniciativas como o movimento internacional Choosing Wisely, que naquele país é coordenado pela Associação Italiana de Slow Medicine. Tudo isso contribuiu para que a Slow Medicine não seja confundida com alguma forma de "medicina alternativa" e se consolide como uma nova postura dentro da prática profissional tradicional.

Dois livros do cardiologista italiano Marco Bobbio, já traduzidos para o português, foram importantes na criação de uma identidade do movimento: *Il malato immaginato – I rischi di una medicina senza limiti*[7] e *Troppa medicina – Un uso eccessivo può nuocere alla salute*[8]. Neles, o autor descreve

---

6. DOLARA, Alberto. "Invito ad una 'slow medicine'". *Italian Heart Journal* (supl.), 2002, v. 3, n. 1, p. 100-101. Disponível em: https://www.slowmedicine.com.br/wp-content/uploads/2017/04/Dolara-Slow-medicine.pdf. Acesso em: 21 dez. 2023.
7. BOBBIO, Marco. *O doente imaginado*. São Paulo: Bamboo, 2016.
8. BOBBIO, Marco. *Medicina demais! O uso excessivo pode ser nocivo à saúde*. Barueri: Manole, 2021.

os pilares da medicina ocidental que induzem pessoas saudáveis (chamadas de *worried well* ou *saudáveis preocupados*) a se sentirem em risco para vender serviços, exames e medicamentos. Os livros também falam sobre os danos do uso sem critério das inovações e da tecnologia. Além disso, os fundamentos do movimento foram definidos num dicionário, *Le parole della medicina che cambia – Un dizionario critico*[9] [As palavras da medicina que se transforma — Um dicionário crítico], elucidando o significado de 40 expressões (por exemplo, adequação, complexidade, rastreio, incerteza e variabilidade) a partir de uma perspectiva sem pressa.

A MEDICINA SEM PRESSA NOS ESTADOS UNIDOS

Nos Estados Unidos, não existe uma organização nacional de medicina sem pressa que seja impactante e reconhecida. Em vez disso, os princípios têm sido defendidos por indivíduos que partilham seus pontos de vista em livros, publicações, palestras e na internet. Indiscutivelmente, o principal expoente da Slow Medicine nos Estados Unidos foi o falecido Dennis McCullough, geriatra e professor no Dartmouth College. Em seu *best-seller My mother, your mother – Embracing "slow medicine", the compassionate approach to caring for your aging loved ones*[10] [Minha mãe, sua mãe — Abraçando a Slow Medicine, a abordagem compassiva para cuidar dos que envelhecem], ele descreve como o sistema de saúde americano estimula a indicação de tratamentos excessivos e medicamentos inúteis para aqueles que enfrentam o fim da vida, em especial quando já estão em idade avançada. Ele entrelaça seus pontos de vista com narrativas pessoais da mãe e de sua própria experiência como paciente, quando hospitalizado. Dennis McCullough ensinou aos médicos mais jovens a encontrar intervenções médicas que fossem sóbrias, respeitosas e justas, como foi proposto pela Slow Medicine Itália anos depois.

Outra voz importante da Slow Medicine nos Estados Unidos é a médica Victoria Sweet, professora da Universidade da Califórnia em São Francisco e historiadora com doutorado em medicina medieval. Seus dois livros,

---

9. SLOW MEDICINE. *Le parole della medicina che cambia – Un dizionario critico*. Roma: Il Pensiero Scientifico, 2017.
10. MCCULLOUGH, Dennis. *My mother, your mother – Embracing "slow medicine", the compassionate approach to caring for your aging loved ones*. Nova York: Harper Collins, 2009.

God's hotel — A doctor, a hospital, and a pilgrimage to the heart of medicine[11] [O hotel de Deus — Uma médica, um hospital e uma peregrinação pelo coração da medicina] e *Slow Medicine — The way to healing*[12] [Slow Medicine — O caminho para a cura], não apenas descrevem a medicina praticada segundo uma visão sem pressa como fazem um contraponto crítico e preciso à inadequação do sistema de saúde americano quando se trata do manejo de pacientes com condições crônicas de saúde. Diz a autora:

> A Slow Medicine diz respeito ao tempo: para falar e examinar e até reexaminar um paciente; para chamar outros médicos; para rever testes laboratoriais e radiografias; para pensar e ponderar sobre um diagnóstico; para descontinuar medicamentos que talvez já não sejam necessários; para experimentar um novo medicamento — mas com cuidado.

A jornalista estadunidense Katy Butler é outra autora influente da Slow Medicine nos Estados Unidos. Seus livros *Knocking on heaven's door — The path to a better way of death*[13] [Batendo na porta do céu — O caminho para uma morte melhor] e *The art of dying well — A practical guide to a good end of life*[14] [A arte de morrer bem — Um guia prático para um bom fim de vida] descrevem os desafios de se morrer dignamente em nossa era biotecnológica. Além de escrever, Katy Butler ajudou a organizar uma grande comunidade internacional *online* de entusiastas da medicina sem pressa. A página que ela criou no Facebook conta com mais de 6 mil membros.

Por fim, não podemos deixar de falar do médico americano Ladd Bauer. Ainda que não tenha escrito um livro, em 2008 ele publicou um artigo importante sobre Slow Medicine, o primeiro sobre o tema em língua inglesa.[15] Mais tarde, foi o apresentador de um programa de rádio cujo

---

11. SWEET, Victoria. *God's hotel — A doctor, a hospital, and a pilgrimage to the heart of medicine*. Nova York: Riverhead, 2013.
12. SWEET, Victoria. *Slow Medicine — The way to healing*. Nova York: Riverhead, 2018.
13. BUTLER, Katy. *Knocking on heaven's door — The path to a better way of death*. Nova York: Scribner, 2014.
14. BUTLER, Katy. *The art of dying well — A practical guide to a good end of life*. Nova York: Scribner, 2020.
15. BAUER, Ladd. "Slow medicine". *Journal of Alternative and Complementary Medicine*, v. 14, n. 8, 2008, p. 891-92.

tema central era a medicina sem pressa. Ladd Bauer trabalhou em estreita colaboração com Dennis McCullough, Katy Butler e Victoria Sweet. Juntos, abordaram a questão do excesso de tratamento, especialmente quando as pessoas estão perto do fim da vida. Bauer contribuiu muitíssimo com o movimento Slow Medicine no Brasil, participando regularmente de reuniões e eventos com sua visão perspicaz e sua generosidade. Ele faleceu em março de 2021.

OS PRINCÍPIOS DA SLOW MEDICINE NA HOLANDA
Na Holanda, a medicina sem pressa começou muito modestamente, com o lançamento de um *website* que tinha como objetivo desenhar os conceitos que embasariam sua prática. O médico Dick Koster planejava organizar um *workshop* sobre "não fazer nada", em oposição ao reflexo pavloviano dos médicos de entrar no modo de ação sempre que um paciente estivesse à sua frente. Essa ideia foi recebida com tanta relutância que ele decidiu aprofundá-la, empenhando-se junto com um amigo advogado, Yung Lie, na missão de "abrandar" a medicina. Pouco tempo depois, foram estabelecidos contatos com os colegas italianos e norte-americanos da medicina sem pressa. Eles se reuniram em Turim, na Itália, em 2015, constituindo o primeiro encontro internacional de Slow Medicine.

A abordagem holandesa consistiu em organizar as ideias centrais da medicina sem pressa, ajudando a integrar as experiências da prática médica italiana e norte-americana em lições mais universais. Em 2014, foram definidos dez princípios norteadores da Slow Medicine, que inspiraram fortemente iniciativas em outros países (como o Brasil, a França e o México) e são hoje considerados orientações essenciais dessa prática.

A MEDICINA SEM PRESSA NO BRASIL
A filosofia *slow* foi trazida para cá pelo cardiologista Marco Bobbio, um dos fundadores da Associação Italiana de Slow Medicine. Seu livro *Il malato immaginato* (2010) foi traduzido para português em 2014 e esgotou pouco depois do seu lançamento no Brasil. A partir daí, seguiu-se uma série de palestras do autor, que inspiraram o geriatra e clínico geral José Carlos Aquino de Campos Velho, o professor de cirurgia Dario Birolini e o clínico geral Kazusei Akiyama a estabelecer o braço brasileiro da medicina sem pressa. Em 2016, foi lançado o *website* brasileiro, cujo conteúdo,

inicialmente, consistia em materiais italianos e norte-americanos traduzidos para o português. O objetivo era adaptar a filosofia proposta pelas referências internacionais da Slow Medicine — como Alberto Dolara e Dennis McCullough — à realidade brasileira. O movimento brasileiro começou a organizar palestras e eventos, logo estabelecendo cooperações com outros movimentos alinhados com a medicina sem pressa, tais como Choosing Wisely e os cuidados paliativos. A abordagem brasileira é uma combinação dos valores norte-americanos, que se concentram principalmente na geriatria e nos cuidados paliativos na fase final da vida, com as ideias italianas, que propõem uma abordagem de âmbito mais amplo.

Desde então, o movimento brasileiro da medicina sem pressa tem crescido, e hoje o grupo é composto por um grande número de colaboradores, incluindo médicos, enfermeiros, psicólogos, fonoaudiólogos, juristas e outros. Atualmente, há, no Brasil, uma grande produção de artigos sobre o tema. Algumas das iniciativas inovadoras no país são o *podcast Slowcast*, no qual profissionais conversam sobre os princípios *slow*, e as *Slow Comics*, quadrinhos bem-humorados sobre os princípios *slow*. O movimento tem uma intensa atividade nas redes sociais e mantém estreito contato com várias ligas acadêmicas de Slow Medicine, o que é inédito no mundo.

FRANÇA: OS SETE PRINCÍPIOS PARA UM *SLOW CARE*

Béatrice Dussaud, uma enfermeira do sul da França, está à frente de um movimento nacional de medicina sem pressa. A Slow Care é uma rede que, em grande parte, se alinha com os objetivos da Slow Medicine, e se baseia em sete princípios essenciais para um cuidado adequado.

Os sete princípios franceses são manter uma presença tranquila, conhecer a pessoa, fazer perguntas, ser humilde, ser bom, manter uma rede de relacionamentos e cuidar de si mesmo.

MÉXICO: SLOW MEDICINE EM ESPANHOL

O movimento Slow Medicine no México foi iniciado pela médica brasileira Sabrini Novaes, em parceria com a médica Rosy Parga e a psicóloga Areli Guerra, mexicanas. As três se inspiraram na iniciativa brasileira, dando seus primeiros passos a partir do contato com os colaboradores no Brasil e organizando o site mexicano. Hoje, elas coordenam eventos sobre Slow

Slow Medicine

Medicine no país e têm grande atividade nas redes sociais, ajudando a divulgar os princípios *slow* para os países de língua espanhola.

SLOW MEDICINE: UMA PERSPECTIVA CULTURAL

A proposta da Slow Medicine está associada a uma mudança cultural que deve incluir não apenas os profissionais de saúde como também profissionais de outras áreas — como jornalistas e quaisquer indivíduos que divulguem informações relevantes e atuem como formadores de opinião — e a população em geral, que acaba sendo a maior interessada nessas ideias e a que mais pode se beneficiar com sua aplicação mais ampla. Partindo do reconhecimento de que os caminhos atuais estão longe de melhorar efetivamente a saúde e a vida das pessoas, o movimento se propõe a alertar, transformar e estimular o pensamento crítico no que diz respeito à assistência em saúde e ao desenvolvimento da ciência. O trajeto é longo, tortuoso e demorado, mas a boa notícia é que a jornada já começou. E o simples fato de você estar lendo este livro agora é sinal de que essas ideias que vêm sendo trabalhadas com dedicação e carinho há vários anos já estão gerando belos frutos!

Em busca do tempo perdido

O TEMPO COMO ALIADO

Cândido, 30 anos, apresenta um quadro de dor abdominal leve acompanhada de náuseas discretas há pouco mais de 24 horas. Ele é saudável, mas está preocupado com que a dor possa ser algo grave, como uma apendicite, e resolve ir a um pronto-socorro por via das dúvidas. Após uma avaliação rápida na sala de emergência, a equipe da triagem determina que Cândido tem critérios para ser inserido no protocolo institucional de investigação de dor abdominal, que inclui exames laboratoriais (sangue, fezes e urina) e de imagem, como ultrassonografia (US) e tomografia computadorizada (TC) do abdome. Ele é rapidamente encaminhado para a realização desses exames. Quando ficam prontos, Cândido é atendido por outro médico, que lhe explica que os exames não demonstraram nada grave e ele pode ir para casa. Ao ser questionado sobre o que poderia estar causando a dor, o médico responde que, naquele ambiente de emergência, a prioridade era descartar problemas graves – o que foi feito no caso de Cândido – e que investigações mais detalhadas devem ser feitas pelo médico assistente ou no posto de saúde. Na correria pela realização dos exames em pouco tempo, ninguém lembrou de administrar um analgésico. Cândido deixou o setor de emergência não apenas sem um diagnóstico, mas também sem o alívio da dor e com uma boa dose de ansiedade.

Cândido não precisava ter sofrido duplamente pela dor de uma doença ainda indefinida e pela ansiedade causada por um atendimento apressado e guiado por protocolos impessoais, tão comuns hoje em dia. Porém, mudar essa cultura imediatista e desumanizada exige que tanto os profissionais de saúde como as pessoas que precisam de cuidados mudem a forma de pensar na hora de buscar atendimento. Podemos imaginar como teria sido se Cândido, com a mesma dor descrita anteriormente, em vez de correr logo para uma emergência, tivesse entrado em contato com o médico de família que o acompanha há vários anos. Nesse ambiente mais humano e sem pressa, essa história poderia ser bem diferente. Imagine que o médico consegue atendê-lo no mesmo dia, ao final da tarde. Após uma boa anamnese e exame físico concentrados na dor abdominal recente que descartam qualquer sinal de gravidade clínica, como hipotensão, febre alta e dor intensa ou dor à manobra de descompressão abdominal, o médico conclui que não parece haver nada grave naquele momento e que o quadro talvez ainda seja muito recente para que se possa estabelecer um diagnóstico definitivo. Ele explica a Cândido que, em vez de pedir vários exames, o mais adequado seria uma reavaliação clínica no dia seguinte, a fim de averiguar o surgimento de sinais e sintomas que poderiam dar indícios sobre o diagnóstico definitivo. Depois de receber uma receita de analgésicos e ser orientado sobre o que fazer caso surjam outros sintomas ou sinais de alerta nesse intervalo entre as duas consultas, Cândido vai para casa bem mais tranquilo. No dia seguinte, ele retorna com algumas novidades: desde a noite anterior, havia surgido diarreia e leve dor abdominal em cólicas. Além disso, sua esposa havia apresentado quadro clínico semelhante. Com isso, fica estabelecido o diagnóstico de uma gastrenterite infecciosa, provavelmente viral, a qual é tratada com hidratação adequada e medicamentos sintomáticos, para serem usados em caso de dor ou febre. Três dias depois e sem qualquer sintoma, Cândido telefona ao médico para agradecer a atenção recebida.

O TEMPO

O tempo é daquelas coisas que, de tão presentes em nossa vida, nós nem percebemos. Muito menos paramos para pensar sobre ele como deveríamos, para tentar entendê-lo melhor. Isso talvez ocorra porque o tempo é algo difícil de definir. Para alguns, é apenas uma ilusão criada pelo nosso cérebro para que experimentemos uma sensação de permanência e criemos a ideia de passado, presente e futuro. Para outros, o tempo é relativo, algo cuja duração pode variar conforme nosso ponto de vista.

Na música, por exemplo, o tempo não significa apenas a duração de uma peça. Mais do que isso, costuma significar a velocidade com que a música é executada ou o que chamamos de "andamento". É interessante lembrar que, na época anterior à invenção dos metrônomos — dispositivos que surgiram no fim do século 19 e determinam com precisão a velocidade da execução de uma peça musical —, os compositores tentavam dar instruções sobre o andamento das músicas por meio de termos que sugeriam uma velocidade de execução bastante relativa. Assim, um *adagio* era executado de forma mais lenta que um *allegro*, enquanto um *presto* significava uma execução bastante rápida. Mas o andamento nunca era exato. Mais do que uma velocidade de execução precisa, os compositores antigos tentavam transmitir aos músicos uma ideia geral do tempo.

É possível imaginar que o próprio Einstein, antes de chegar às formulações matemáticas engenhosas que permitiram confirmar a relatividade do tempo, possa ter tido a impressão de certa "relatividade" em coisas banais de seu dia a dia. Quem se lembrar da maçã que teria ajudado Newton a elaborar a teoria da gravidade perceberá que essas mentes brilhantes podem ter ideias geniais a partir de coisas que passam despercebidas pelas pessoas comuns. Einstein adorava tocar as sonatas de Mozart ao violino e, como ainda não existiam metrônomos à época de Mozart, é possível que o cientista tenha tido alguma espécie de *insight* ao se perguntar se um *andante* ou um *allegro* tocados no início do século 20 seriam executados na mesma velocidade com que eram tocados no século 18, época em que foram compostos. Como o tempo da música representava apenas as impressões relativas do compositor, é bastante plausível que houvesse diferença no tempo exato da execução entre a época de Mozart e a de Einstein.

Essa relatividade também pode aparecer quando tentamos conceituar o tempo, pois ele admite várias interpretações, como a duração das coisas, determinado período ou época, uma dimensão física ou até mesmo as condições climáticas. Além disso, se é verdade que habitamos no tempo, é ainda mais verdade que o tempo é a base de nossa existência, pois sem ele não existiria a própria vida como a conhecemos. Mas talvez a forma mais interessante – inclusive para a prática clínica – de distinguir o tempo venha de uma civilização bem antiga.

Os gregos utilizam duas palavras para se referir ao tempo: *chronos* e *kairós*. A primeira se refere àquele tempo cronometrado dos minutos que se sucedem de maneira ininterrupta e inexorável, fazendo referência ao deus Chronos, que devorava seus filhos assim que nasciam para não ser ele mesmo devorado. Em contraponto a esse tempo *chronos* implacável, estaria o tempo *kairós*, entendido como uma "oportunidade" ou o "momento ideal". É interessante observar que o deus Kairós era sempre representado como uma figura humana calva na parte de trás da cabeça e com uma única mecha de cabelos na fronte. Assim, quando Kairós se aproxima, ele deve ser reconhecido e pego pela parte da frente da cabeça, pois escapa quando passa e é visto pelas costas. É o que acontece com nossa vida quando as oportunidades surgem e precisamos reconhecê-las para não perdê-las.

Para a Slow Medicine, as duas concepções de tempo que parecem interessar mais são a do tempo enquanto andamento e a do tempo no sentido de oportunidade. Longe de significar algum tipo de lentidão em sua prática, o termo *slow*, aqui, indica a ausência de pressa: "il tempo giusto". É por isso que o nome Slow Medicine é mais bem traduzido como medicina sem pressa. Para compreendermos melhor essas ideias, talvez seja interessante entender a forma como um profissional *slow* tenta manejar o tempo nas diversas situações práticas.

O TEMPO DA CONSULTA

Um questionamento frequente em relação à Slow Medicine é sobre o tempo ou a duração das consultas médicas e sobre como se poderia praticá-la em um contexto de escassez relativa ou absoluta de tempo. A primeira observação a ser feita é de que o mais importante talvez não seja a duração exata das consultas, mas o andamento da interação entre o médico e o paciente e a experiência vivida por ambos em uma consulta durante a qual o profissional adote uma postura *slow*.

É evidente que uma consulta na qual o profissional adote os princípios da Slow Medicine não deve ser realizada sem um tempo mínimo e que o profissional *slow* nunca adotará uma postura apressada nem interromperá de forma intempestiva um paciente que tenta explicar suas razões para estar ali. Porém, a verdade é que a duração de uma consulta sem pressa não precisa ser muito maior que a de uma consulta habitual. Da mesma forma, engana-se quem imagina que basta aumentar a duração das consultas para praticar uma medicina *slow* — aliás, não é infrequente que profissionais se autodeclarem praticantes de Slow Medicine apenas por proporcionar consultas mais longas aos seus pacientes. A consulta *slow* está mais relacionada com uma maior profundidade do tempo do que com a sua duração específica. É como se, no espaço-tempo de uma consulta médica, a experiência do tempo fosse relativa: os minutos podem passar voando em uma consulta superficial e protocolar (mesmo que longa), ou ficar em suspenso, quase como se o tempo parasse, naqueles contextos de profunda empatia nos quais se alcança uma perfeita sintonia entre o profissional e a pessoa atendida. Nesses casos, mesmo consultas de apenas alguns minutos podem proporcionar a sensação de que a conversa durou horas, tamanho o acolhimento e a resolutividade alcançados. Nas palavras de José Saramago: "Não tenhamos pressa, mas não percamos tempo".

Em relação ao questionamento sobre como praticar Slow Medicine naqueles cenários onde se estabelece que as consultas devem durar cinco minutos, a melhor resposta talvez seja curta e grossa: é impossível. Não se trata de idealismo, e sim de fatores inerentes à prática da medicina, independentemente de adotarmos ou não uma postura *slow*. Imagine que passemos a exigir de um bombeiro que todos os incêndios sejam controlados em até, digamos, uma hora. Talvez ele consiga cumprir essa meta em parte das ocorrências, aquelas nas quais o incêndio é de pequena extensão, a causa do fogo é facilmente identificável e ele dispõe das ferramentas necessárias para que a situação seja controlada em pouco tempo. Mas se o mesmo bombeiro, bem treinado e eficiente, deparar com um incêndio de dimensões monstruosas, com situações complexas a serem resolvidas (pessoas presas em casa por causa do fogo, lugares de difícil acesso ou com fogo de rápida disseminação), talvez sejam necessários dias até que tudo se resolva, e estabelecer um limite de tempo só aumentará a pressão. O mesmo acontece na prática médica. Para cada contexto, há um tempo necessário. Um caso de unha encravada provavelmente não exigirá do médico mais do que alguns minutos para que o diagnóstico seja feito e a conduta, estabelecida. Mas se estivermos diante de um diagnóstico recente de insuficiência renal, por exemplo, num paciente com múltiplas comorbidades e que chega à consulta apavorado, chorando, com dezenas de dúvidas e incertezas na mente, provavelmente precisaremos não apenas de uma, mas de várias consultas mais longas para ajudá-lo a lidar com a situação. Parte da sabedoria do profissional *slow* é saber reconhecer as necessidades de cada um e as oportunidades para ajudar, pois a alocação do tempo é de suma importância em qualquer sistema de saúde com recursos finitos.

Outra forma de entender a questão do tempo nas consultas é fazer um paralelo com a Slow Food: ninguém consegue praticar seus princípios se dispuser de apenas 15 minutos para fazer as refeições, mas isso não significa que tais princípios estejam errados ou sejam impraticáveis. O que precisamos é rediscutir os rumos de nossa sociedade, que não permite tempo nem mesmo para uma refeição adequada.

A essa altura, já deve estar claro que na prática a teoria é outra e que, mesmo que o profissional compreenda a necessidade de mais tempo para o paciente em questão, esse tempo pode não estar disponível naquele momento. A boa notícia é que há estratégias adequadas e eficientes para lidar com essa situação. Uma delas é utilizar esse primeiro encontro para tentar se concentrar no motivo principal da consulta ou no problema que mais perturba a pessoa naquele momento e agendar uma nova consulta para alguns dias depois, quando se poderiam debater aspectos mais amplos da saúde e da vida do paciente que não puderam ser adequadamente tratados na consulta inicial. Ao fazer isso, o profissional consegue se ocupar dos aspectos mais críticos do problema apresentado, ao mesmo tempo que demonstra uma atitude de interesse genuíno pela pessoa e começa a construir uma relação de confiança e mais duradoura. Estabelecer prioridades e enxergar a assistência médica como um processo em construção — e não como um encontro pontual entre um paciente e um profissional — é a chave para que o tempo deixe de ser um obstáculo e passe a ser um aliado.

Embora seja verdade que as consultas de Slow Medicine tenham duração média maior que o habitual, o mais importante é que o profissional tente fazer o melhor possível com o tempo disponível. Assim, ainda que a busca de um equilíbrio seja recomendável, parece claro que o manejo do tempo na consulta *slow* está mais relacionado ao melhor aproveitamento do tempo *kairós* do que à pressão inexorável do tempo *chronos*. Da mesma forma, o profissional deve ser capaz de reconhecer as necessidades de tempo que cada situação e pessoa exigem, adaptando a duração e o andamento de suas consultas para conseguir ter uma atitude *slow* em todas elas, independentemente da duração de cada interação.

O TEMPO DO DIAGNÓSTICO

O estabelecimento de um diagnóstico é uma das etapas mais importantes da atividade médica, porque dele derivam todos os passos subsequentes, de solicitação de exames complementares, prescrição de medicamentos e orientações até o estabelecimento de uma relação de confiança entre o profissional e o paciente. Paradoxalmente, é justamente essa etapa que costuma ser mais atropelada, permeada pela pressa (de ambos os lados) e subjugada por pressões externas que pouco têm a ver com a necessidade do paciente. A avidez por chegar a um diagnóstico é tanta que culturalmente passamos a associar a rapidez do diagnóstico à competência do médico, mesmo nas situações em que um diagnóstico rápido é impossível ou quando o diagnóstico inicial foi completamente equivocado.

Em medicina, é claro que existem algumas situações nas quais devemos chegar a um diagnóstico de maneira quase imediata, como quando um fumante de meia-idade chega à emergência com dor torácica aguda e desconforto respiratório, mas essas situações representam a minoria das consultas e costumam ocorrer em cenários clínicos específicos, além de serem facilmente detectadas pela maioria dos profissionais com boa formação.

O ensino médico, muitas vezes, tende a reproduzir a consulta médica como uma interação bastante formal e mecânica: o paciente apresenta sua demanda e o médico estabelece sua conduta após alguns questionamentos quase automáticos e um exame físico sumário (cada vez mais substituído por exames que deveriam ser complementares). O médico se transforma em uma espécie de oráculo, que dispõe de respostas corretas imediatas para todo tipo de queixa apresentada pelos pacientes, quase como se detivesse uma sabedoria divina. Porém, a verdade é bem diferente disso, sendo muito comum e absolutamente normal que o médico não consiga chegar prontamente a um diagnóstico definitivo.

Aqui, seria interessante lembrar que não cabe ao médico *fazer* diagnósticos, mas *descobrir* diagnósticos eventualmente presentes no paciente. Essa distinção é importante porque a ideia de fazer o diagnóstico pode passar a impressão de imediatismo ou de que o diagnóstico é apenas um construto médico, enquanto a de descobrir o diagnóstico nos lembra que a verdadeira causa dos males do paciente pode não se mostrar com clareza na consulta inicial e demandar algum tempo até ser descoberta. O processo diagnóstico se aproxima mais do trabalho de um detetive que do de um adivinho com poderes sobrenaturais, e a compreensão disso nos ajuda a refrear a ansiedade em apressá-lo. A pressa, nesse momento, pode significar custos e riscos desnecessários. Assim, é de fundamental importância que o profissional não se afobe para estabelecer um diagnóstico definitivo. Com frequência, os diagnósticos funcionam como rótulos que grudam nas pessoas, e às vezes nunca mais são abandonados, mesmo que mais tarde não se confirmem. Além disso, esses rótulos diagnósticos podem ter efeitos imprevisíveis na vida dos pacientes.

Um exemplo comum é o do indivíduo até então saudável que faz uma consulta de rotina com um médico que ainda não o conhece, na qual se detecta um nível de pressão arterial um pouco elevado. É possível que o indivíduo seja de fato hipertenso, mas é igualmente possível que ele apenas esteja um pouco ansioso, e que isso tenha feito sua pressão subir. Nessa situação, aplicar um rótulo de hipertensão na primeira consulta pode aumentar ainda mais — e sem um motivo real — a ansiedade do paciente. Uma conduta *slow*, nesse caso, passaria por confirmar as medidas de pressão da pessoa em outras situações e em outros ambientes antes de se estabelecer um diagnóstico definitivo.

No caso apresentado ao início deste capítulo, a conduta *slow* incluiu, além de alguns minutos a mais de atenção ao paciente, o recurso da "demora permitida". Nessa situação, o médico explica ao indivíduo que seu quadro clínico ainda é muito inicial e que, em vez de realizar exames complementares, talvez a conduta mais adequada seja marcar uma revisão clínica para um momento posterior, a menos que surjam sinais e sintomas de alerta nesse meio tempo. No caso descrito, a conduta *slow* economizou um bocado de recursos sem qualquer ônus ao paciente. O que fizemos foi utilizar o tempo como um recurso diagnóstico, permitindo que o quadro clínico evoluísse até o ponto de o diagnóstico ficar mais claro, sem nenhum risco adicional para o paciente. Existem várias situações em que isso pode ser feito, sendo fundamental que expliquemos ao paciente as incertezas existentes e que o orientemos sobre o que fazer caso surja alguma mudança súbita no quadro clínico. Esse conceito de "demora permitida" era defendido havia várias décadas por Kurt Kloetzel[16], um ilustre professor de medicina que também sugeria em seus livros que deveríamos "fazer do tempo um aliado", ideia que está em plena harmonia com a Slow Medicine. Em vez de nos deixarmos pressionar pelo tempo, devemos ser capazes de usá-lo de forma mais sábia e até mesmo como ferramenta para o estabelecimento de um diagnóstico correto. Na medicina, como na vida, a pressa costuma ser inimiga da perfeição.

O TEMPO DO TRATAMENTO

A instituição de determinado tratamento ou intervenção médica também é algo que deve considerar o ritmo mais parcimonioso de uma consulta *slow*. É verdade que ainda existe uma pressão por parte das pessoas para uma

---

16. KLOETZEL, Kurt. *Clínica médica – Raciocínio e conduta*. São Paulo: EPU, 1980.

rápida instituição de tratamentos variados, o que talvez ocorra por motivos culturais. Não é incomum que pacientes saiam das consultas insatisfeitos por não terem recebido uma receita médica com a indicação de uma ou várias pílulas milagrosas para todos os seus males. Apesar disso, também parece haver uma crescente conscientização das pessoas em geral sobre os riscos do uso desnecessário de medicamentos e da chamada polifarmácia (uso concomitante de quatro ou mais medicamentos).

Depois de chegarmos a um diagnóstico que exija algum tipo de tratamento, um desafio comum em medicina é saber qual é o melhor momento para se iniciar o uso de um medicamento. Com exceção daquelas poucas situações em que um medicamento ou intervenção devem ser iniciados de imediato, na maior parte das vezes o profissional dispõe de tempo. E o tempo aqui serve para, por exemplo, refletirmos sobre todas as opções terapêuticas disponíveis e experimentarmos alguma forma de tratamento não medicamentoso, deixando o uso de remédios para os casos em que há falha desta estratégia ou para as situações em que o tratamento farmacológico é insubstituível.

Outro aspecto interessante a ser lembrado é que, diferentemente dos estudos clínicos, nos quais um grupo de pacientes recebe o tratamento ativo e o outro recebe necessariamente uma pílula inerte (placebo), na vida real as nossas opções não se limitam a usar um medicamento ou deixar de usá-lo. Aliás, na prática diária, nossas opções são muito mais variadas, pois podemos perfeitamente prescrever um medicamento apenas após determinado período de observação, da mesma forma que podemos suspender ou trocar um medicamento após algum tempo de uso, se isso nos parecer adequado. No caso antes citado, do paciente com pressão arterial discretamente elevada na consulta, a prescrição imediata de um anti-hipertensivo poderia levá-lo a tomar de forma crônica um remédio que talvez nem fosse necessário. Pior: talvez até lhe causasse mal, provocando episódios de hipotensão, tonturas ou ainda uma queda seguida de fratura. O tempo pode ser um grande aliado para que compreendamos o comportamento de determinado quadro de saúde, e essa compreensão pode fazer uma diferença brutal.

Da mesma forma, o tempo total do uso de um medicamento também é de suma importância em um mundo hipermedicado como o nosso. Ninguém deveria receber uma prescrição médica sem receber também uma orientação clara sobre o tempo pelo qual o medicamento deverá ser usado. Se existem remédios de uso praticamente vitalício, como os anti-hipertensivos, também existem muitos outros que as pessoas acabam tomando pelo resto da vida apenas porque o médico se esqueceu de orientar o paciente sobre a hora de parar o tratamento. Esse tipo de "inércia terapêutica" é extremamente comum, em especial com medicamentos como os inibidores da acidez gástrica (remédios do tipo "-prazol") e vários outros que acabam sendo usados por um tempo muito maior do que o necessário. Ao negligenciar o tempo necessário, não orientando nossos pacientes quanto a isso, nós os expomos a riscos, custos financeiros e prejuízos em sua qualidade de vida.

O mesmo tempo investido na observação antes de prescrevermos os medicamentos também é essencial antes de indicarmos procedimentos invasivos, como cirurgias, em especial para pacientes mais frágeis e vulneráveis. Milhares de colecistectomias (retirada cirúrgica da vesícula biliar) são indicadas todos os anos para pacientes sem qualquer sintoma, que descobriram cálculos na vesícula por acaso em algum exame de imagem. Outro tanto de tireoidectomias (ressecção cirúrgica da tireoide) são realizadas devido a nódulos assintomáticos da glândula que, mesmo quando se trata de carcinomas, em geral têm evolução benigna e jamais trariam qualquer malefício ao paciente. Nesse caso, aguardar — respeitosa e cautelosamente — pode evitar danos graves e até mesmo irreversíveis à qualidade de vida dessas pessoas.

A esta altura, deve estar claro que é necessária uma boa dose de parcimônia terapêutica para que um profissional exerça a profissão de maneira *slow*, e isso se reflete tanto no cuidado ao iniciar um tratamento como na atenção ao momento de suspendê-lo. Essa preocupação com o tempo terapêutico se faz ainda mais necessária porque a Slow Medicine reconhece o potencial de autocura que os seres humanos têm naturalmente, bem como a natureza autolimitada de boa parte dos problemas que os afetam. A sabedoria está em identificar quando podemos contar com a ajuda do tempo e quando ele está trabalhando contra nós.

O TEMPO DAS DOENÇAS

Os seres humanos não vivem alheios à natureza e, como parte da natureza, estão sujeitos ao tempo determinado por ela. As doenças humanas também têm um tempo próprio. Isso se refere tanto à fase da vida em que determinadas doenças costumam se manifestar como ao ritmo com que progridem e o tempo necessário para que os processos de cura aconteçam. Uma das coisas que colaboram para os excessos da medicina *fast* atual é tratar como se fossem doenças muitos processos que podem ser considerados absolutamente naturais de determinadas fases da vida. Um exemplo é a forma como lidamos com alterações fisiológicas que podem ser consideradas normais em pessoas idosas, como certo grau de desgaste articular, a perda relativa de massa muscular e a redução da massa óssea. Isso não significa que essas particularidades do idoso não devam ser abordadas ou que não se deva recomendar a prática regular de algum tipo de atividade física para atenuar esses problemas, mas é bem diferente de medicalizar essas questões e colaborar com a polifarmácia tão comum do idoso.

É importante reconhecer que todos nós perderemos, natural e gradualmente, algumas funções ao longo de nosso envelhecimento, e que nem sempre há necessidade de instituir tratamentos, em especial quando estamos diante de alterações fisiológicas. O bom senso proposto pela Slow Medicine está em saber reconhecer quando uma mesma manifestação clínica é claramente patológica e merece tratamento e quando ela faz parte do envelhecimento normal do ser humano. Trata-se, por exemplo, de saber diferenciar uma osteoporose sintomática detectada em um jovem que usa corticosteroides de forma crônica para tratar uma doença imunológica de uma perda óssea leve detectada nos exames de rotina de um idoso assintomático. Enquanto no primeiro caso uma conduta mais vigorosa pode ser necessária e melhorar o prognóstico da pessoa, no segundo podemos apenas monitorar o quadro e aconselhar o paciente a aumentar a quantidade de exercícios, a exposição solar e a ingesta de determinados nutrientes.

Outro aspecto fundamental é reconhecer que a evolução de cada doença tem ritmo próprio e que devemos considerá-lo para permitir que a cura ocorra no tempo certo. Sabemos que uma gastrenterite viral costuma ser autolimitada e durar alguns dias. Também sabemos que o processo de cicatrização de uma ferida cirúrgica leva em torno de uma semana e que a recuperação completa de uma doença grave pode demorar vários meses. Tentar acelerar esses processos pode aumentar a ansiedade da pessoa e atrapalhar sua recuperação. Um exemplo disso é o uso indiscriminado de antibióticos para infecções virais de via aérea superior, o que não apenas é desnecessário na maioria das vezes como também pode trazer efeitos indesejados relativos aos efeitos colaterais e à alteração da microbiota do paciente.

Em nosso mundo atual, repleto de gente ansiosa e onde a produtividade é vista como a maior das virtudes, é compreensível que as pessoas queiram uma solução que cure a doença e faça desaparecer os sintomas como em um passe de mágica. Mas a dura realidade é que a medicina está longe de ser mágica, e a ansiedade do paciente — ainda que deva ser considerada e acolhida — não pode perturbar a tranquilidade de que precisamos para tomar decisões mais sábias.

O TEMPO DA CIÊNCIA

Para a Slow Medicine, a tomada de decisões mais sábias passa pela análise cuidadosa das evidências científicas mais relevantes para cada situação. Utilizando como referência a medicina baseada em evidências (MBE), o médico deve buscar um equilíbrio entre as melhores evidências científicas, os valores e preferências do paciente e a própria experiência clínica do profissional. E, para isso, o tempo também é fundamental.

Não apenas o profissional necessita de tempo para pesquisar e analisar as evidências científicas relevantes como também a própria ciência precisa de tempo para ser produzida e depurada. A construção de uma base de conhecimentos robusta muitas vezes exige que as novas descobertas sejam analisadas, replicadas e confirmadas por outros estudos e grupos de pesquisadores. O profissional *slow* dedica-se a acompanhar os avanços científicos, mas reconhece que as novidades nem sempre resistem ao teste do tempo e que a parcimônia é fundamental na adoção de novas condutas clínicas. São incontáveis os casos em que drogas "revolucionárias" foram utilizadas durante anos até se demonstrar que sua eficácia estava muito aquém do que os estudos iniciais sugeriam. Em alguns casos, medicamentos se mostraram até mesmo deletérios aos pacientes, sendo inclusive retirados do mercado — mas, até que isso acontecesse, inúmeras pessoas foram prejudicadas e muita gente obteve lucros financeiros.

Uma das razões para que isso ocorra é a nossa tendência à neomania, aquela ideia de achar que todo novo conhecimento ou tecnologia é sempre melhor simplesmente por ser mais novo. Nesse sentido, pode ser interessante adaptar para o nosso contexto a ideia defendida por Nassim Taleb sobre a existência de um "efeito Lindy", segundo o qual a expectativa de duração das coisas não perecíveis — como as tecnologias e os conceitos científicos — seria diretamente proporcional ao seu tempo de existência prévia. Assim, as teorias recentes teriam mais chances de ser abandonadas por estarem equivocadas (as chamadas "reversões médicas") do que aqueles conceitos científicos robustos e longevos que têm permanecido firmes mesmo depois de terem sido questionados e reanalisados inúmeras vezes. Na medicina, é exatamente essa solidez proporcionada pelo tempo que pode tranquilizar o médico em relação às opções terapêuticas que oferece e proteger as pessoas contra tratamentos inúteis ou até mesmo perigosos.

A produção de conhecimento científico é uma atividade complexa e delicada, que merece bem mais atenção do que a maioria dos profissionais de saúde lhe dirige. A filósofa Nancy Cartwright faz uma analogia bem interessante em que salienta a diferença entre um diamante solitário e uma joia completa bem trabalhada. Para ela, cada estudo de boa qualidade — como um ensaio clínico randomizado (ECR) — é como um diamante. Porém, não podemos utilizar um diamante como adorno sem algo que lhe dê sustentação, na forma de um anel ou bracelete. Embora esses ECR sejam fundamentais, para que se produza um conhecimento significativo e clinicamente aplicável (uma verdadeira joia científica!), é necessário que haja não apenas outros ECR confirmatórios, mas também estudos com delineamentos variados — como estudos pré-clínicos, observacionais e metanálises —, que formarão uma estrutura robusta e darão a sustentação necessária àquele diamante que é o ECR. E isso tudo exige uma boa dose de tempo para ser adequadamente realizado. A Slow Medicine reconhece a importância de cada diamante, mas dá preferência à robustez e beleza de uma joia científica completa que resista aos efeitos do tempo.

O TEMPO DE CADA UM

Cada um de nós tem um ritmo de vida próprio e preferências em relação às condutas médicas. Uma parte importante da avaliação médica é reconhecer quais são as prioridades de cada um que busca ajuda, o que também será discutido com mais detalhes na seção que trata da individualização dos cuidados. O profissional deve tomar suas condutas sempre de acordo com o perfil de cada paciente. Algumas pessoas desejam ou necessitam estar de volta às suas funções o mais rápido possível, enquanto outras se permitem um tempo para adoecer, curar-se e até mesmo aprender algo nesse processo. Não é incomum que a doença sirva como um período de aprendizado. São aquelas situações em que a pessoa vinha sistematicamente negligenciando sua saúde e exigindo do corpo ou da mente mais do que se poderia esperar deles. A natureza é sábia: o organismo acaba dando um jeito de atrair a atenção da pessoa, muitas vezes por meio de uma doença que se desenvolve após vários sinais de que os limites do corpo e da mente vinham sendo ignorados e ultrapassados. Nesses casos, é importante que o processo de recuperação inclua a percepção, por parte do paciente, de que qualquer organismo, por mais saudável que seja, tem os seus limites, e que não reconhecê-los pode ter consequências desastrosas para a sua saúde.

Também é importante lembrarmos aqui do tempo humano, que difere radicalmente do tempo cibernético imediatista e impaciente que domina o mundo atual. Os seres humanos, ao contrário das máquinas, necessitam de tempo para absorver e compreender as informações e para tomar decisões adequadamente ponderadas. Afinal, é essa elaborada faculdade do raciocínio que nos diferencia não apenas da frieza de máquinas e algoritmos como também dos animais irracionais. O psicólogo Daniel Kahneman divide o pensamento humano em dois sistemas: o sistema 1 opera de forma rápida e automática, enquanto o sistema 2 realiza atividades mentais mais complexas e demoradas. São exatamente essas atividades mais elaboradas, que utilizam o sistema 2, que precisamos realizar ao tomarmos decisões difíceis ligadas à nossa saúde. Assim, esperar que as pessoas respondam de maneira imediata a qualquer tipo de demanda que envolva questões de saúde é também uma forma de desumanizar o processo de cuidados.

O TEMPO DE UMA RELAÇÃO

Não é à toa que um dos quatro pilares essenciais da Slow Medicine seja a relação médico-paciente (ou relação clínica). Uma boa relação entre as partes, que envolva confiança mútua e compreensão das necessidades individuais, além de ser a mais longeva possível, pode ter efeitos terapêuticos surpreendentes. A cultura atual de um cuidado de saúde fragmentado pelas múltiplas subespecialidades e por interações médicas cada vez mais fugazes gera um tipo de relacionamento débil e que mais se parece com um *staccato* clínico do que com uma relação médico-paciente de verdade.

A criação desses laços de confiança na relação clínica, como em qualquer outra relação significativa, requer tempo. Parte do tempo que o profissional passa com o paciente pode (e deve) ser utilizada para estreitar essa relação, o que, além de melhorar a qualidade do cuidado prestado, reduz o tempo cronológico necessário em interações posteriores. Muitas das queixas apresentadas pelas pessoas nas consultas têm origem em problemas profissionais ou familiares que são mais facilmente reconhecidos por um médico que conheça bem o paciente e as circunstâncias em que ele vive.

Uma relação de profunda confiança mútua entre o profissional e o paciente também pode assegurar uma maior adesão às condutas propostas pelo profissional. De modo alternativo, essa confiança talvez permita ao paciente confessar ao médico que não está seguindo suas orientações da maneira proposta, o que pode facilitar a busca de uma alternativa mais aceita e eficaz. Enfim, o tempo necessário para a criação de uma relação clínica estreita entre médico e paciente é um tempo muito bem utilizado e favorece muito a prática da Slow Medicine.

O TEMPO PARA SI

Uma característica que costuma ser comum entre as pessoas que adotam uma postura *slow* é o reconhecimento de que nós todos, enquanto profissionais, também precisamos de um tempo para o autocuidado. Não é possível cuidar adequadamente do outro sem que estejamos nos sentindo bem. É por isso que os profissionais *slow* tendem a buscar rotinas profissionais menos estressantes, que permitam tempo para cuidar de si mesmos. Em uma época em que os níveis de *burnout* e outras formas de doença mental parecem estar batendo recordes entre os profissionais de saúde, é fundamental buscarmos formas de nos proteger.

Além disso, é comum que esses profissionais com uma visão *slow* busquem formas de crescimento pessoal que não se limitem à medicina. Isso significa não se restringir a cursos e especializações em sua área de atuação específica, mas também alimentar a alma com saberes diversos (como a espiritualidade, a filosofia e as artes, entre outras necessidades humanas), que podem trazer um crescimento pessoal e enriquecer nossa prática profissional.

Tudo isso nos ajuda a criar um tipo de espaço interno onde podemos absorver e lidar com toda a carga de problemas e emoções que um profissional de saúde enfrenta em sua prática diária. Diferentemente de um profissional estressado, que já vive no limite e pode entrar em exaustão com um mínimo de sobrecarga emocional, um profissional *slow*, que se preocupa em nutrir a alma, ganha espaço para lidar com essa carga emocional de maneira muito mais saudável. A alma bem nutrida cria a resiliência necessária para a prática diária.

O TEMPO DE UMA VIDA

Atualmente, a expectativa média de vida nos países desenvolvidos pode passar dos 80 anos. Apesar do aumento gradativo dessa expectativa nas últimas décadas, é de fundamental importância, tanto para os profissionais de saúde como para as pessoas em geral, que a finitude da vida humana seja reconhecida. Tal reconhecimento se refere ao questionamento existencial e potencialmente libertador de sabermos que todos vamos morrer algum dia, bem como à compreensão de que aquele paciente que está sob nossos cuidados pode estar já em processo inevitável de morte.

É muito comum que, na medicina *fast* atual, as pessoas em franco processo de morte sejam tratadas como se estivessem apenas doentes e ainda fossem passíveis de cura, recebendo quimioterapia, sendo intubadas e apartadas de seus entes queridos em seus últimos dias de vida, quando o que mais precisavam era de paz e conforto ao lado deles. Nossa falha sistêmica em reconhecer a finitude humana e a futilidade de boa parte de nossas condutas nessa fase da vida tem tido consequências desastrosas.

O movimento dos cuidados paliativos vem ganhando espaço crescente nesse tipo de discussão e nos ajuda a lembrar de duas coisas importantes. A primeira é que sempre existe alguma maneira de trazer um pouco mais de conforto para quem está enfrentando seus últimos dias de vida, seja na forma de analgesia e controle de outros sintomas desagradáveis, seja simplesmente permitindo que essas pessoas estejam acompanhadas de seus entes queridos. A segunda coisa importante é lembrar que todo profissional *slow* deve pensar como um paliativista, independentemente de sua formação específica na área, pois trazer conforto aos pacientes — sobretudo quando a cura já não é possível — será sempre o lema da boa medicina.

RESUMINDO

Uma melhor compreensão do tempo e o desenvolvimento de técnicas para melhor utilizá-lo são fundamentais para quem deseja praticar a medicina sem pressa. Mais importante do que estabelecer determinada duração para a consulta médica é buscarmos sempre realizar nossas atividades sem pressa, permitindo o tempo justo e necessário para que os problemas clínicos pertinentes sejam adequadamente compreendidos e manejados, para que a relação clínica entre o profissional e a pessoa que busca ajuda seja construída e aprofundada e para que as oportunidades de cura ou de conforto sejam corretamente reconhecidas e aproveitadas. Mais do que algo que nos limita ou oprime, o tempo, para a Slow Medicine, é um grande aliado, que pode expandir e potencializar as nossas capacidades.

Individualização

EM CADA CABEÇA, UMA SENTENÇA

Benedito, 78 anos, vem desacompanhado para a primeira consulta após um diagnóstico de mieloma múltiplo feito durante uma internação recente. Ao ser chamado, Benedito entra no consultório lentamente, em silêncio e olhando para baixo. O médico lê a ficha de encaminhamento e avalia os exames disponíveis. Pergunta se o paciente está ciente do quadro e explica todos os pormenores da doença e as etapas do tratamento. Após o exame físico, todas as receitas e prescrições são feitas e entregues a Benedito, assim como o pedido de exames com a data para o retorno. O médico pergunta se resta alguma dúvida e, diante da negativa de Benedito, encerra a consulta. Todavia, o paciente não comparece ao retorno agendado para dali a duas semanas. Cerca de um mês após a consulta inicial, ele chega ao pronto-socorro com quadro de confusão mental. Os exames evidenciam hipercalcemia e insuficiência renal com necessidade de hemodiálise. Todas as medidas de urgência são devidamente tomadas. Após dez dias de tratamento intensivo, ele retorna à estabilidade clínica. O médico que o atendeu em sua primeira consulta ambulatorial explica, visivelmente irritado, que tudo isso ocorrera pelo fato de ele não ter aderido adequadamente ao tratamento. Benedito explica então que não seguiu a prescrição porque se confundiu com os papéis, já que não sabe ler.

A história de Benedito poderia ser diferente. Imagine se o médico que o atendeu tivesse um olhar atento aos sinais: as roupas simples, a mochila com os pertences e grande timidez e constrangimento. O médico o acolheria com um caloroso aperto de mãos, uma das mãos em seu ombro, e o encaminharia para a cadeira. Com algumas perguntas rápidas, esse médico mais atencioso aos detalhes descobriria que Benedito é caseiro de um sítio, onde mora com sua esposa e onde trabalhou a vida toda para garantir o estudo dos filhos, que agora moram na cidade com suas respectivas famílias. Como não tem a opção de deixar o serviço acumulado – e não quer incomodar os filhos –, deixara a esposa cuidando do trabalho e comparecera sozinho à consulta. Sentindo-se mais à vontade com a postura do médico, Benedito contaria ainda que estava nervoso porque nunca tinha entrado num consultório, uma vez que, sempre que precisara, o farmacêutico de seu município o ajudara. Ao pedir a ficha de encaminhamento, o médico notaria que Benedito lhe entregara todos os papéis que tinha em mãos, inclusive documentos pessoais. Percebendo sua insegurança, o médico perguntaria se ele sabe ler, comprovando sua suspeita: Benedito era analfabeto. Então o médico tranquilizaria o paciente, dizendo que isso não seria um problema, que encontrariam um jeito de ajudá-lo no que fosse preciso. A partir daí, iniciaria a explicação sobre a doença e quais seriam os princípios do tratamento proposto, utilizando-se de desenhos e de palavras simples. Além disso, chamaria a assistente social, para que ela participasse das explicações e pudesse auxiliar Benedito com os agendamentos. Ao final da consulta, Benedito seria orientado a retornar na semana seguinte, acompanhado por um dos filhos, que seria contatado pela assistente social e se colocaria à disposição para cuidar do pai. Benedito compareceria ao retorno com o filho, formado em um curso técnico graças ao esforço de toda a vida do pai. O quadro clínico poderia ser esclarecido novamente, bem como todos os pormenores do tratamento. As dúvidas seriam sanadas, e seria feita a prescrição do tratamento oncológico, que Benedito provavelmente realizaria de forma exemplar, nunca faltando a uma consulta e atingindo a remissão da doença.

INDIVIDUALIZAR

Numa pesquisa rápida em qualquer buscador da internet, encontraremos "individualização" definida mais ou menos assim: processo pelo qual um organismo, especialmente um indivíduo, se torna diferente de todos os outros. Individualizar é uma forma de reconhecer características específicas de determinado indivíduo, de modo que ele possa ser identificado e compreendido como uma parte única dentro de um todo. Em outras palavras, individualizar se refere a valorizar as diferenças existentes entre indivíduos semelhantes.

Surpreendentemente, uma pesquisa no mesmo buscador descreve "individualização na medicina" como algo bem diferente disso. Encontraremos conceitos e artigos descrevendo a análise do genoma humano para determinar estratégias de prevenção de doenças, ou exames moleculares realizados em células doentes para determinar que tratamento deve ser ad-

Slow Medicine

ministrado. Olhando para a semântica, é difícil não estranhar que o que chamamos de medicina individualizada tem mais a ver com as doenças do que com os indivíduos: nos encantamos mais procurando as características específicas das enfermidades do que individualizando as pessoas acometidas por elas. Ignoramos quase por completo os aspectos humanos que transcendem a esfera biológica (sobretudo a esfera patológica). A ironia é que são justamente os aspectos não biológicos que costumam nos diferenciar melhor uns dos outros como indivíduos. Nosso corpo biológico é acometido mais ou menos pelas mesmas moléstias em qualquer lugar do mundo, mas o processo de adoecer difere imensamente entre nós, talvez tanto quanto os flocos de neve diferem entre si.

Somos diferentes na forma de lidar com nossos males, no suporte social e familiar de que dispomos, nos nossos recursos financeiros, em nossa capacidade de compreensão, em nossas crenças religiosas ou espirituais, em nossos objetivos de vida, em nossa tolerância ao sofrimento. Diferimos em nossas histórias de vida, em nossos hábitos, em nossos medos existenciais, em nossos gostos e preconceitos. É no mínimo ingênuo acreditar que podemos tratar as pessoas adequadamente utilizando a mesma fórmula terapêutica para todas. Mas surpreende que médicos se deixem iludir por protocolos terapêuticos engessados, a ponto de não medirem esforços para que seus pacientes se encaixem nesses protocolos, e não o contrário. No que tange à individualização, estamos quase sempre caminhando no escuro.

BIOLOGIA

Embora nossas diferenças individuais compreendam muito mais do que características biológicas, é evidente que a biologia é um aspecto central quando estamos falando da saúde humana. Aqui temos dois grandes fatores decisivos para que uma estratégia adequada de cuidado seja definida.

O primeiro, claro, é nosso conhecimento cada vez mais profundo da fisiopatologia das doenças, que nos permite não apenas desenvolver tratamentos adequados como também prevenir muitas delas. Ao contrário do que possa parecer, no entanto, ainda temos muita dificuldade para aceitar que a mesma doença pode se comportar de forma bastante distinta entre as pessoas. Vamos pensar no didático exemplo do câncer de próstata. Sabemos que alguns adenocarcinomas da próstata podem ter uma evolução benigna, sem necessidade de nenhum tratamento nem qualquer impacto maléfico na vida dos pacientes. Outros podem ter uma evolução rápida e agressiva, com metástases precoces nos ossos e comprometendo seriamente tanto a qualidade quanto o tempo de vida dos pacientes (estes, por sorte, são minoria). Essa compreensão da heterogeneidade do comportamento biológico do câncer de próstata não é novidade, e todo estudante de medicina já ouviu falar dela. Ainda assim, nossas estratégias de rastreio ainda partem do princípio de que todo câncer de próstata merece ser diagnosticado e tratado, submetendo nossos pacientes a tratamentos agressivos mesmo em situações nas quais o câncer jamais lhes causariam mal ou cujos sintomas poderiam ocorrer somente anos mais tarde. São milhares de pacientes cuja qualidade de vida é gravemente comprometida pelas sequelas do tratamento (como incontinência urinária, impotência sexual ou sangramentos intestinais) e que, se deixados sem tratamento algum — ou até sem o diagnóstico! — viveriam melhor pelo mesmo tempo ou, talvez, por um tempo maior. E ainda temos de lidar com uma realidade amarga: o fato de que, com frequência, os exames utilizados para rastreamento são incapazes de impedir a evolução desfavorável daqueles pacientes cuja doença se comporta de forma mais agressiva. Seria como tentar pescar tubarões passando uma rede de pesca no oceano inteiro: imagine a quantidade de peixinhos pequenos mortos nas nossas redes para cada tubarão pescado...

O segundo fator, porém, é ainda mais preocupante, e até cruel: nossa forte tendência a ignorar as diferenças biológicas das pessoas. Por mais que estejamos falando da mesma doença, com características biológicas idênticas, seu comportamento pode ser completamente diferente quando ela acomete indivíduos biologicamente distintos. Por exemplo, considerando o mesmo agente causador, uma pneumonia bacteriana pode ter uma boa evolução num jovem com boa saúde, que melhora após alguns dias em casa, tomando antibiótico, mas causar a morte de um idoso ou de um paciente imunossuprimido. É a complexidade biológica em todo o seu esplendor. São inúmeros os casos em que atropelamos as diferenças biológicas em nome do medo, do preconceito ou apenas por ignorância. Compreender essas diferenças é essencial para adequar nossas estratégias e, às vezes, leva algum tempo para que essa compreensão seja possível. É preciso ter uma postura *slow*.

Basta uma olhada rápida em alguns dos estudos clínicos mais importantes da história médica e logo veremos a realidade: homogeneizamos ao máximo as pessoas nas quais nossos tratamentos serão estudados. Excluímos idosos. Excluímos pacientes com comorbidades. A inclusão de pacientes de etnias não brancas (negros, indígenas, asiáticos) é pífia. Praticamente não estudamos transexuais. É compreensível que estudos clínicos precisem ser desenvolvidos em ambientes controlados para que seus dados sejam confiáveis, mas é ilógico esperarmos que os resultados sejam replicados com exatidão no mundo real.

É pensando "ilogicamente" que nos vemos prescrevendo medicações para baixar o colesterol para pacientes com mais de 80 anos, administrando quimioterapia para indivíduos com múltiplas comorbidades ou realizando colecistectomias em pacientes assintomáticos para seus cálculos biliares. A questão primordial aqui não é simples. Não se trata de reforçar preconceitos ou criar novos dogmas de generalização. Nada de determinar que pessoas com mais de 80 anos não devem receber remédios para o colesterol ou que pacientes cardiopatas não podem receber quimioterapia! Isso seria uma nova solução insensata. Estamos falando de avaliar as condições biológicas e as expectativas dos nossos pacientes com cautela e então buscar, entre as evidências científicas disponíveis, a estratégia que lhe trará maior benefício (que pode perfeitamente não ser a que traz os maiores benefícios para os indivíduos avaliados nos estudos clínicos). Nada nos impede de oferecer um tratamento estudado em pessoas com boas condições basais de saúde a um paciente cuja saúde geral não se encontra em seus melhores dias, mas precisamos ajustar nossas expectativas em relação aos resultados que podemos obter (reduzindo-as) e aos riscos oferecidos ao paciente (aumentando-as). Mesmo após essa avaliação cuidadosa, que confronta os dados disponíveis na literatura médica com as condições físicas do ser humano à nossa frente, ainda nos cabe explicar ao paciente, com honestidade, essas expectativas ajustadas. Um otimismo pouco realista pode ser mais deletério que a doença em si.

A escassez de pessoas não brancas em estudos clínicos também tem implicações biológicas importantes que costumamos negligenciar. Não é difícil imaginar que o corpo biológico de indivíduos de etnias diversas traz em si diferenças: basta nos lembrarmos da capacidade quase sobrenatural dos africanos para corridas de longa distância, quando comparados aos caucasianos, ou da menor tolerância ao álcool que os asiáticos costumam apresentar. O impacto dessas diferenças no cenário terapêutico já foi observado, por exemplo, em estudos que comparavam a eficácia dos anti-hipertensivos no controle da hipertensão arterial: em geral, exceto por algumas classes de fármacos, os mesmos medicamentos são mais eficazes em pessoas brancas do que em pessoas negras. Ainda assim, estudos que se debrucem sobre essa heterogeneidade biológica são minoria absoluta. A imensa maioria dos estudos com drogas contra o câncer, por exemplo, não inclui mais do que 5% a 8% de pacientes negros, e uma percentagem ainda menor de asiáticos. Sabemos que existem disparidades fisiológicas que podem impactar a resposta dos pacientes ao tratamento, mas continuamos prescrevendo para todos tratamentos cujos estudos se restringiram quase exclusivamente à população branca.

Isso deveria nos fazer pensar para além dos riscos a que submetemos essas pessoas — sim, porque nossos tratamentos "caucasianos" podem ser menos efetivos em negros, por exemplo, provocar mais reações adversas em indígenas ou aumentar a mortalidade de asiáticos. Essa negligência na individualização biológica disfarça um cenário vergonhoso: muitas vezes essas pessoas não são incluídas em estudos clínicos porque não têm acesso a eles, em decorrência de sua condição social, de sua desconfiança com relação aos médicos (quase sempre brancos) ou do mais puro racismo.

É comum que médicos ofereçam a participação em estudos com muito menos frequência e entusiasmo a pacientes de outras etnias. Isso é triste e cruel, mas é real e traz consequências que vão além da escassez de informações relacionadas às etnias não brancas: a participação em estudos clínicos pode ser uma oportunidade incrível para que as pessoas tenham acesso a tratamentos de ponta, gratuitamente e com muita segurança, e essa oportunidade tem sido uma prerrogativa quase exclusivamente branca. Se pretendemos caminhar na direção de uma medicina de fato individualizada, é uma boa ideia começar compreendendo que todos somos indivíduos. Sem exceção.

CONTEXTOS

É fato que somos seres complexos, biológica e emocionalmente, e apenas isso já eleva sobremaneira o nível de dificuldade da tarefa de compreendermos uns aos outros. Mas a empreitada é ainda mais desafiadora: sem entender o contexto, nossa compreensão sobre o indivíduo pode ser insuficiente. O contexto (histórico, social, econômico, familiar, espiritual, cultural

Slow Medicine

ou qualquer outro) determina aspectos que costumam escapar ao olhar dos profissionais de saúde. Somos exaustivamente treinados para obter informações objetivas, mensuráveis e verificáveis: dados biométricos, sintomas específicos, tempo de evolução desses sintomas, achados de exame físico, resultados de exames. É com base em dados tangíveis que raciocinamos, chegamos a diagnósticos e propomos estratégias de tratamento. Mas o contexto, com frequência, está na esfera do intangível, do impalpável, do imensurável. Os séculos de evolução da assistência em saúde, em especial a medicina, transformaram os contextos de vida das pessoas num detalhe desimportante, opcional, até mesmo inconveniente. Não é. O contexto pode, inclusive, ser mais decisivo do que a própria doença ao desenharmos uma estratégia de cuidado individualizada.

Não é necessário muito esforço para nos lembrarmos de situações clínicas em que a compreensão do contexto do paciente pode modificar completamente a abordagem adotada e a relação construída com a equipe que o assiste. O caso do seu Benedito, descrito no início deste capítulo, é uma delas: ignorando sua condição de analfabeto (seu contexto sociocultural), erramos a conduta, privando-o da celeridade necessária para iniciar o tratamento e colocando-o em risco. Se negligenciarmos as condições financeiras de um paciente, aumentamos as chances de má adesão ao tratamento (a prescrição de um antibiótico excelente será ineficaz se a conta da farmácia for impossível de pagar). Se ignorarmos sua dinâmica familiar, dificultamos a organização de um sistema de cuidados que funcione de forma correta. Se desconhecermos suas crenças religiosas, podemos cometer gafes que comprometerão significativamente nossa relação com eles ou, no mínimo, gerarão constrangimento (como na ocasião em que a enfermeira, no leito de morte de um paciente cuja família era de ateus convictos, sugeriu que rezassem juntos um pai-nosso).

A compreensão do contexto pode ser crucial para o diagnóstico. Diante de um paciente com febre, dores musculares e calafrios, o médico só conseguirá chegar a um diagnóstico adequado se fizer as perguntas certas: pode ser dengue (se a pessoa mora numa área endêmica), leptospirose (se ela acaba de vivenciar um alagamento catastrófico em seu bairro), malária (se ela esteve recentemente numa região de florestas com alto índice da doença) ou um simples resfriado. Aprendemos a fazer todas essas perguntas na faculdade para elaborar um diagnóstico diferencial, mas é surpreendentemente comum nos esquecermos delas e priorizar a solicitação de exames que não serão nem de perto mais específicos do que essas informações. O contexto individual é ferramenta diagnóstica — e das mais essenciais.

Conhecer a conjuntura de vida de alguém é também um poderoso instrumento para prevenir problemas e promover a qualidade de vida. Não à toa bons geriatras investem tempo para descobrir se há escadas na residência do seu paciente, se ele costuma se levantar no meio da noite para ir ao banheiro, se deixa uma luz acesa no corredor, se há tapetes ou móveis com quinas pela casa: eles estão mapeando o ambiente em que o paciente vive, identificando riscos à sua saúde; assim, tornam-se capazes de orientá-lo antes que uma queda na escada lhe quebre o fêmur ou um tropeço no tapete resulte num trauma encefálico.

Embora a investigação do contexto seja muito favorecida quando estamos num ambiente ambulatorial, sem emergências a serem resolvidas e onde normalmente temos meses a anos de contato com os pacientes e suas famílias (como é o caso de doenças crônicas, por exemplo), não é apenas nesses ambientes que o conhecimento do contexto determina a conduta. Imagine um homem de 70 anos que chega à sala de emergência inconsciente, com a pressão arterial indetectável, em franca insuficiência respiratória. Sem um contexto, a conduta a ser tomada é clara: intubação, colocação do paciente num respirador mecânico, uso de medicamentos para estabilizar a pressão arterial e encaminhamento para a Unidade de Terapia Intensiva. Mas e se, por alguns minutos, tivermos acesso à esposa do paciente, que nos conta que ele é portador de um câncer de pulmão em fase terminal, já foi hospitalizado diversas vezes com falta de ar, vinha passando por grande sofrimento havia várias semanas e eles já esperavam que em algum momento sua hora de ir chegaria? Provavelmente não haveria um tubo em sua traqueia, drogas vasoativas em suas veias nem UTI: num contexto de fim de vida, essas medidas são inadequadas e até deletérias. Ele poderia ser medicado para que seu sofrimento fosse aliviado e terminar seus dias perto da esposa, com os cuidados a que tem todo o direito. Poucos minutos investidos para entender o contexto podem evitar erros e salvar as pessoas da indignidade.

O princípio *slow* da individualização valoriza as particularidades que possam, de alguma maneira, impactar a evolução, o tratamento e o desfecho de doenças, e isso inclui a forma como essas pessoas vivem. Ao explorar o contexto, a ideia é utilizar esse conhecimento valioso a favor dos pacientes, oferecendo um cuidado ajustado às suas necessidades. E não há justificativa plausível para negligenciar uma ferramenta capaz de agregar precisão e qualidade sem acarretar mais custo. A falta de um contexto não pode ser pretexto para condutas inadequadas e desproporcionais. É só perguntar.

EXPERIÊNCIAS PRÉVIAS

Talvez não nos tenhamos dado conta, mas a vida dos nossos pacientes não começa no momento em que os conhecemos. O fato é que aqueles de quem cuidamos já vêm com uma bagagem elaborada e complexa, tão variada quanto se possa imaginar. Estamos falando de histórias, no sentido mais literal da palavra, e as histórias de vida têm uma parcela significativa de responsabilidade na forma como as pessoas vivenciam o adoecimento e cuidam da própria saúde.

Experiências prévias com o adoecimento podem, por exemplo, aumentar a capacidade de resiliência. Imagine uma mulher que traz em seu histórico um diagnóstico de câncer de mama, cujo tratamento incluiu várias sessões de quimioterapia, radioterapia, cirurgia e anos de tratamento hormonioterápico. Durante essa vivência, ela se viu várias vezes confrontada com a própria finitude e presenciou a morte de outras pacientes, o que modificou sua visão da vida e suas prioridades. Anos após o término do tratamento oncológico, ela se vê diante de um novo desafio: uma cardiopatia, por exemplo, que exigirá o uso de medicamentos contínuos e limitará suas atividades diárias. É possível que o diagnóstico cardiológico, apesar de grave, a afete muito pouco do ponto de vista emocional, e que ela seja capaz de se adaptar às limitações de forma bem mais serena do que uma paciente que nunca tenha vivenciado uma doença ameaçadora da vida ou limitações graves. Pode ser até mesmo que ela considere uma bênção ter tido a oportunidade de viver até o ponto em que seu coração começou a falhar, pois muitos não tiveram essa chance.

Experiências traumáticas do passado também costumam ser importantes. Uma vivência assustadora com o óbito de um ente querido, por exemplo, que faleceu em decorrência de complicações de uma hipertensão arterial (um derrame cerebral ou um infarto fulminante) pode levar alguém a entrar em pânico ao descobrir que sua pressão está um pouco acima da normalidade — e a ansiedade pode ser tanta a ponto de, por si só, elevar ainda mais os níveis pressóricos, numa espiral perigosa.

Compreender as experiências prévias é uma oportunidade valiosa para ajustarmos nosso discurso, em especial quando estamos lidando com doenças crônicas ou muito graves. A forma como explicamos o diagnóstico ou o prognóstico pode afetar a adesão ao tratamento, o estado emocional, o engajamento e até a autonomia do paciente. Podemos utilizar essas experiências anteriores como ponto de referência: "Olhe, a sua pressão está um pouco acima do normal, mas se cuidarmos disso adequadamente acho pouco provável que você passe pelo que sua tia passou quando teve aquele derrame". Também é possível utilizá-las para compreender o que é mais importante para o paciente: "Quando sua mãe estava naquela UTI, nos últimos dias dela, como você se sentiu? O que você desejaria se aquilo tivesse acontecido com você?" É a partir das histórias que nos tornamos mais capazes de entender como cada pessoa funciona, o que a limita, o que a assusta e, principalmente, o que a motiva. Identificar as motivações dos pacientes é crucial para proporemos estratégias que funcionem.

A coleta dessas narrativas é um exercício que exige tempo, e que é muito favorecido quando estabelecemos uma relação mais horizontal com os pacientes. Grande parte dos casos em nossos consultórios refere-se a doenças crônicas, que permitirão esse aprendizado ao longo de meses, anos e até décadas. Os dados sobre a personalidade dos indivíduos vão se acumulando e tomando forma, a tal ponto que podemos prever como ele reagirá a uma notícia ruim, qual será seu nível de engajamento a determinado tratamento e até que palavras devemos evitar em sua presença. Essas informações podem inclusive fazer parte do prontuário médico: "Júlia teve dois abortos espontâneos antes da gestação atual, e quando fala neles fica visivelmente emocionada, mostra-se receosa; lembrar de conversar bastante com ela sobre a evolução do bebê atual em todas as consultas".

Mesmo situações mais pontuais ou agudas, como uma cirurgia eletiva de ponte de safena, por exemplo, vão se beneficiar de informações sobre a vivência anterior: "Seu Pedro, o senhor disse que seu pai também teve um problema nas coronárias, não foi? O que o senhor lembra dessa época? Foi muito assustador para vocês? O senhor tem pensado nisso agora que estamos programando a sua cirurgia?" Uma conversa como essa é capaz de trazer alívio simplesmente por ser iniciada, e pode abrir caminho para o esclarecimento de dúvidas que nem passam pela cabeça do médico. Experiências anteriores costumam dar asas macabras à imaginação, e com frequência impactam de forma negativa — e desnecessariamente — a vida dos pacientes. Ao pensarmos em individualizar a medicina, a história de vida assume papel de destaque. Talvez até de protagonismo.

VALORES

Um conjunto de crenças, ideais e práticas que determinam como alguém conduz sua vida: esses são os valores pessoais. Caminhamos orientados por eles, pelo menos na maior parte do tempo. São nossos valores pessoais que nos trazem a sensação de estar fazendo a coisa certa, de estar cumprindo uma missão. Esses valores nos permitem sentir conforto quando agimos em concordância com eles e também nos despertam incômodo (e até sofrimento) quando não o fazemos. Eles permeiam todos os nossos atos e até nossas emoções. Não seria de espantar, portanto, que tais valores influenciem a forma como lidamos com nossa saúde.

A medicina moderna com frequência atropela convicções pessoais em nome da ciência. Quem de nós, médicos, nunca passou pela angústia de lidar com um paciente testemunha de Jeová que recusou terminantemente uma transfusão de sangue que, de acordo com a literatura científica, poderia salvar sua vida? Quem nunca se sentiu impotente diante de alguém que se recusou a receber o melhor esquema de quimioterapia porque não queria perder os cabelos? Quem nunca se viu revoltado quando um paciente decidiu abrir mão de um tratamento cientificamente comprovado para abraçar terapias alternativas duvidosas e, às vezes, caríssimas? Os médicos costumam ter valores fortemente alinhados com a ciência e a lógica, mas o mesmo não se aplica aos nossos pacientes. Estamos aqui navegando no terreno da fé, da crença, do inexplicável.

Ao contrário do que muitos profissionais de saúde acreditam, crenças pessoais devem ser incluídas na equação quando se fala de saúde. Não porque tenham um benefício comprovado ou dados científicos que sugiram sua importância, mas por questão de respeito à individualidade do outro. Acolher as crenças alheias, ainda que diametralmente opostas às nossas, nos aproxima. É valioso entender como o outro encara a vida, como reage a ela, quais são suas prioridades, o que é inegociável para ele. Esse entendimento nos permite enxergar caminhos para o auxílio que lhe sejam aceitáveis, que permitam a experiência da mesma sensação de conforto que nós mesmos experimentamos quando seguimos fielmente os dados da literatura. Há poucas coisas mais poderosas no comportamento humano do que perceber-se alinhado com as próprias crenças. A sensação de permanecer fiel ao que se crê reduz a angústia e o medo e impulsiona os indivíduos a se engajarem nas estratégias que melhorarão sua saúde.

Não estamos falando de passar por cima de preceitos éticos estabelecidos ou de ignorar nossos valores pessoais. Todos nós, em algum momento, lidaremos com situações que nos serão inaceitáveis, com valores incompatíveis com os nossos, e isso dói. É desses casos que o Código de Ética Médica nos protege, nos garantindo o direito de recusar um atendimento (exceto em casos de risco iminente de vida). Nós também precisamos nos sentir confortáveis e alinhados com o que acreditamos. Mas a questão é mais profunda: na imensa maioria dos casos, não se trata de ferir mortalmente nossas crenças profissionais, mas apenas de adequar as estratégias para que se ajustem melhor aos valores do paciente. Trata-se de trabalhar por um consenso que acolha as crenças do outro ao mesmo tempo que seja aceitável para nós. Complexo, mas perfeitamente viável.

Nessa hora, a arrogância é nosso pior inimigo. É assustadoramente comum que o médico se enxergue como detentor da verdade e do conhecimento supremo, e a resistência do paciente a seguir sua orientação lhe parece uma ofensa pessoal. Essa é a armadilha da qual precisamos fugir. Os valores pessoais do paciente são apenas isso: pessoais e do paciente. Não estão ali para colocar em dúvida a competência profissional dos médicos ou ameaçá-los de alguma forma. Também não são passíveis de julgamento. Ignorá-los ou questioná-los são atitudes que erguem muros entre médicos e pacientes. Acolhê-los e respeitá-los, ao contrário, constituem uma forma eficiente de construir pontes.

EXPECTATIVAS

Todos temos expectativas. Estamos sempre esperando algo que seja viável (ou provável) que aconteça. Sentimos um grande desejo ou ânsia por receber uma notícia ou presenciar um acontecimento que seja benéfico ou próspero. Em geral, tendemos a acalentar expectativas positivas, que nos beneficiem, nos alegrem, melhorem nossa vida. Quando estamos no âmbito da saúde, as expectativas costumam ser ainda mais altas: que possamos curar um mal que nos aflige, evitar uma doença grave, aliviar um sofrimento, escapar da morte. Expectativas costumam vir atreladas à esperança, mas

Slow Medicine

há uma grande diferença entre elas: enquanto uma expectativa, idealmente, deve se manter baseada em fatos e perspectivas viáveis, a esperança não tem qualquer compromisso com a realidade. Há situações, inclusive, em que as expectativas são tão sombrias que só o que nos resta é manter a esperança.

Reconhecer essas nuances quando estamos lidando com nossos pacientes pode ajudar — e muito — a atingir resultados mais satisfatórios. Temos três grandezas a ser mensuradas: a realidade, as expectativas do paciente e seu nível de esperança. Normalmente, um bom profissional da saúde não encontra grandes dificuldades para compreender a realidade: temos dados físicos, laboratoriais, resultados provenientes da literatura médica. Conseguimos estimar com uma acurácia bastante razoável as chances de cura de uma doença, os possíveis efeitos colaterais de um tratamento, os resultados de uma estratégia de prevenção. Por outro lado, no terreno das expectativas e da esperança dos pacientes, a história é bem diferente.

Para que um indivíduo consiga elaborar expectativas realistas, é essencial que ele seja capaz de compreender a realidade com clareza. Esse é um dos maiores desafios para um médico: comunicar a realidade de forma compreensível, empática e honesta. Tendemos a utilizar um linguajar obscuro que deixa margem a dúvidas e dá espaço para elucubrações e teorias pouco lógicas, e isso pode elevar as expectativas das pessoas a níveis estratosféricos, sem relação com sua situação real. Ao privar o paciente de uma visão clara da realidade, abrimos caminho para que suas expectativas sejam guiadas por sua esperança. Também incorremos em erro quando nossas explicações pouco compreensíveis reduzem demais as expectativas do paciente, a ponto de dissuadí-lo de um tratamento que possa lhe trazer benefícios.

No que diz respeito à esperança, cabe-nos apenas acolhê-la. Uma vez que nos certifiquemos de que a situação foi compreendida, principalmente quando a realidade é grave e dolorosa, não é nosso papel destruir a esperança das pessoas, confrontando-as com fatos o tempo todo para que saiam da "negação". A esperança é, muitas vezes, a única ferramenta de sobrevivência emocional que resta. Individualizar também é abraçar as esperanças de cada um, mantendo-nos atentos para que as decisões não se percam pelo caminho.

RESUMINDO

O princípio *slow* da individualização ancora-se na singularidade das pessoas, tanto nos aspectos biológicos quanto em todos os outros prismas pelos quais podemos ser compreendidos. Devemos partir do pressuposto de que uma medicina individualizada tem mais a ver com aqueles de quem cuidamos do que com os males que os acometem. Portanto, todas as estratégias que propomos aos pacientes precisam ser ajustadas às necessidades e expectativas que vislumbramos neles. Adotar diretrizes de conduta indiscriminadamente é o mesmo que seguir um mapa sem saber aonde se deseja chegar. Seguir sem rumo, quando se trata de saúde, pode ser catastrófico.

Autonomia e autocuidado

DE MÃOS DADAS

Jesuína, 69 anos, procura um cardiologista para controlar melhor a pressão arterial depois que sua filha aferiu uma pressão de 150 mmHg x 90 mmHg em sua casa. Jesuína fazia uso de um anti-hipertensivo havia vários anos, e seu controle pressórico era adequado até então. Após algumas poucas perguntas sobre a saúde geral de Jesuína, o médico aferiu a pressão, constatando 140 mmHg x 80 mmHg. Explicou que seria mais prudente associar outro anti-hipertensivo porque os níveis estavam um pouco acima do ideal e orientou Jesuína a aferir a pressão algumas vezes por semana, retornando com as medidas em 30 dias. Dois dias após iniciar a medicação, Jesuína começou a ter episódios de tontura, principalmente depois de se levantar. Num dos episódios, chegou a cair na sala de casa, felizmente sem consequências mais sérias. Pouco depois disso, a filha mediu sua pressão, observando que a mãe estava hipotensa, com 90 mmHg x 50 mmHg. Então, elas decidiram parar a medicação nova e não retornaram mais ao médico.

Estratégias assim, precipitadas, propostas sem levar em conta a possibilidade da participação ativa dos pacientes, em geral acabam frustradas. Imagine a mesma Jesuína conversando com seu cardiologista, que revisa detalhadamente o histórico de saúde dela (que não evidenciava outras comorbidades) e constata os mesmos níveis pressóricos: 140 mmHg x 80 mmHg. Mas ele decide envolvê-la no processo. Explica que é comum, com o avançar da idade, que os níveis de pressão subam um pouco e que isso tende a ocorrer em momentos de maior tensão. Diz, ainda, que os níveis apresentados não configuram um quadro grave e não a colocam em risco, o que lhes permitiria escolher com calma uma boa estratégia para ela. Entre as possibilidades, estaria a associação de outro anti-hipertensivo, inicialmente com doses baixas e escalonadas, devagar, no decorrer de algumas semanas, durante as quais eles monitorariam a pressão. Outra possibilidade seria observar os níveis pressóricos por mais algumas semanas, prestando atenção em possíveis acontecimentos que pudessem desencadear a elevação pressórica. Jesuína, que não era muito afeita a tomar remédios e tinha medo de se tornar uma daquelas idosas que tomam dezenas de comprimidos por dia, concorda com a segunda proposta. Nas semanas seguintes, eles observaram que a pressão arterial dela permanecia normal na maior parte do tempo, elevando-se apenas quando ela estava mais ansiosa, em geral por problemas na família. O médico sugere que ela busque estratégias para alívio da tensão, e Jesuína decide passar a frequentar o grupo da terceira idade do bairro, no qual são organizadas várias atividades voltadas para o bem-estar físico e mental. Ela não tem mais picos hipertensivos desde então.

AUTONOMIA

A autonomia é, provavelmente, a capacidade mais importante e desejável que desenvolvemos no decorrer da vida. Como pertencemos ao restrito grupo de animais que, ao nascer, permanece completamente dependente dos cuidados de outros para a sobrevivência, a conquista da capacidade de se alimentar, se mover, se defender e cuidar minimamente de si mesmo representa não apenas uma evolução biológica, mas também um recurso vital para que possamos nos compreender como indivíduos. Mais tarde, já beirando nossa vida adulta, a autonomia extrapola as habilidades biológicas e passa a ser ainda mais valiosa, dizendo respeito ao livre-arbítrio, à tomada de decisões por vontade própria, à independência e à liberdade. Adquirimos competência para gerir a vida fazendo uso de meios, vontades ou princípios próprios.

Embora a vida em sociedade necessariamente imponha alguns limites à nossa autonomia, de maneira geral temos o direito de fazer escolhas que sejam compatíveis com o que julgamos melhor para a nossa vida (ou deveríamos ter). John Stuart Mill, filósofo e economista inglês do início do século 19, definia autonomia de forma pragmática: "A única parte da conduta de qualquer pessoa que deve ser submissa à sociedade é a que diz respeito aos outros. Na parte que apenas diz respeito a si próprio, a sua independência é, de pleno direito, absoluta. Sobre si próprio, sobre o seu próprio corpo e mente, o indivíduo é soberano". Na prática, no entanto, costuma ser bem diferente. O nível de autonomia de uma pessoa com frequência depende de fatores alheios a ela, como sua condição social, seu nível de conhecimento sobre determinado assunto e as regras de conduta da sociedade em que vive, entre tantos outros. Ainda vemos mulheres cujo corpo é considerado patrimônio de seus parceiros, pessoas forçadas a renegar suas crenças por viverem em sociedades que são contrárias a elas ou obrigadas a exercer funções degradantes devido a sua condição social ou etnia. Tudo isso tem feito parte da história da humanidade, mas a cada novo capítulo a autonomia individual vem sendo mais reconhecida e respeitada, ainda que a passos muito, muito lentos. A área da saúde não é exceção.

A AUTONOMIA SEQUESTRADA

O âmbito da saúde talvez seja o cenário em que a autonomia humana foi, historicamente, mais subjugada. Com frequência, negligenciamos a autonomia dos pacientes em nome das evidências científicas e, sobretudo, da construção de um sistema que coloca o profissional da saúde no papel de detentor do conhecimento, o único capacitado a decidir o que deve ser feito. A construção dessa dinâmica é fruto de décadas de uma formação profissional que não se conduz pelas necessidades dos pacientes, mas pelas doenças que os acometem. As anamneses (mesmo as mais bem feitas) são dirigidas aos sintomas e ao histórico de saúde, e com sorte envolvem também o histórico familiar. Não existe menção a perguntas como "O que você espera de mim?", "O que é mais importante para você neste momento?" ou "Do que você estaria disposto a abrir mão para melhorar sua saúde?" Nem mesmo aprendemos a obter um *feedback* quanto às explicações que fornecemos ("O que você entendeu sobre o que nós conversamos aqui?"). São perguntas que nada têm a ver com a doença. Elas nos informam sobre o paciente e sua forma de lidar com a própria saúde, e esse conhecimento nos permite pensar em estratégias que façam sentido para ele.

É esse primeiro movimento, o de conhecer o terreno onde estamos pisando, que nos capacita a respeitar a autonomia das pessoas. Ignorar a importância desse passo nos restringe, e então nos vemos envolvidos numa relação absolutamente assimétrica com nossos pacientes. A decisão se concentra nas mãos de quem detém o conhecimento técnico — e é só. Não é difícil imaginar o impacto frustrante de um comportamento como esse. Imagine-se planejando uma viagem para a praia nas férias. Você sonha com um lugar tranquilo, uma orla paradisíaca e deserta, quase sem construções, um cenário relaxante onde você pode se deitar numa rede à beira da praia, ouvir as ondas quebrando nas pedras e o grasnar das gaivotas sobre a sua cabeça. Então você procura um agente de viagens, que lhe pergunta apenas se você prefere praia ou montanha. Em poucos minutos, ele lhe estende passagens, reservas de hotéis e um extenso pacote de passeios turísticos para, digamos, a cidade do Rio de Janeiro, garantindo que serão as melhores férias da sua vida (afinal, quem não acha o Rio incrível?). Com nossos pacientes, fazemos algo semelhante: partindo de perguntas superficiais, nos julgamos capacitados para determinar o que é melhor para eles. Estamos sequestrando a autonomia alheia, sem direito a pedido de resgate.

Os argumentos para justificar esse sequestro são vários, mas o principal é o receio de que o paciente não tenha condições de fazer boas escolhas por não dispor de conhecimento suficiente para isso. Trata-se de um argumento convincente, e é compreensível que muitos se curvem a ele. Mas, na verdade, esse argumento é falacioso. Não é necessário compreender a fisiopatologia das doenças ou a farmacologia dos medicamentos para participar de uma boa decisão estratégica. Basta compreender que impacto a doença e/ou o tratamento podem ter em sua vida, e que benefícios podemos obter. É aqui que os profissionais de saúde assumem seu papel de educadores e orientadores. Suas explicações podem (e devem) ser claras o bastante para que o paciente consiga compreender o cenário em que se encontra, e não tão complexas a ponto de fazê-lo se sentir completamente incapaz de participar das decisões.

No afã de se certificarem de que o paciente compreenda tudo sobre sua condição de saúde, muitos profissionais bem-intencionados (ou nem tanto) se perdem em verdadeiras palestras sobre a doença, estatísticas que justifiquem os resultados dos tratamentos, estimativas de prognóstico e assim por diante. A enxurrada de informações pode ser tamanha que, ao final dela, temos um paciente atordoado e perplexo. Este é um ponto importante: para que sua autonomia seja preservada, o paciente precisa estar livre de constrangimentos e protegido de coações, seja por parte dos profissionais de saúde, seja de familiares. A sensação de inferioridade provocada por explicações técnicas e complexas constrange o paciente e fragiliza sua autonomia. O excesso de informações é, também, uma forma de sequestrar a autonomia alheia.

A FALSA AUTONOMIA

Quando se fala em dar mais autonomia para que os pacientes participem das estratégias voltadas para sua saúde, o que costuma vir à mente é oferecer a eles uma espécie de cardápio de opções, para que escolham a que mais lhes convier. "O senhor prefere fazer a biopsia da próstata ou acompanhar o PSA?", "A senhora gostaria de colocar o *stent* na coronária ou manter o tratamento clínico?", "Você prefere ser intubada e colocada no respirador ou ficar no quarto com a sua família?" A verdade é que são raras as situações em que perguntas assim, feitas fora de um contexto de muita conversa e confiança mútua, de fato resultam em autonomia para os pacientes.

Não podemos pensar em autonomia se não garantirmos as bases para que as decisões tomadas sejam as melhores possíveis para aquele indivíduo, o que significa serem as mais compatíveis com seus objetivos, expectativas e valores. Essas bases envolvem, sim, informação técnica, mas uma informação que faça sentido para as pessoas. Oferecer opções cheias de termos técnicos pomposos e ininteligíveis equivale a estender ao paciente um menu escrito em sânscrito e pedir que ele escolha o que deseja para o almoço (sabe-se lá o que vai acabar vindo no prato!). É uma falsa autonomia. Pior: é uma autonomia perigosa.

É preciso saber traduzir. Cada paciente tem um "linguajar" próprio — que nada tem a ver com a língua. Trata-se mais de uma forma de compreender as coisas, um jeito individual de aprender. Vamos tomar como exemplo, digamos, uma lavradora que foi diagnosticada com diabetes. Sabemos da importância de lhe explicar as limitações que possivelmente virão ao longo dos próximos anos se a doença não for controlada, porque esse controle dependerá quase exclusivamente da adesão dela à estratégia proposta. Se lhe dissermos algo como "se não controlarmos melhor a glicemia, a senhora poderá enfrentar dificuldades cada vez maiores para deambular, ter problemas cardíacos ou dificuldades visuais", talvez ela entenda apenas que a doença vai piorar, mas isso não lhe dará a noção clara do que poderá mudar em sua vida. É provável que consigamos um engajamento maior se usarmos o linguajar que faz parte do seu cotidiano: "Dona Jacira, se a gente não controlar bem a quantidade de açúcar no seu corpo, ele pode ir morrendo aos poucos, igual plantação de milho tomada por praga. O açúcar vai matando o nosso corpo, faz as pernas não conseguirem mais andar, o coração pode ficar fraco, tem gente que perde a visão. O açúcar vai atacando tudo. A gente pode evitar isso se o açúcar do sangue ficar mais baixo, igualzinho a senhora faz quando pulveriza a plantação para não deixar a

57

praga tomar conta". Entendendo o que se passa, adquirimos autonomia real para decidir o que estamos ou não dispostos a fazer.

Autonomia sem compreensão não existe, é apenas uma enganação para eximir o profissional da saúde da responsabilidade dos prováveis insucessos. Delegar ao paciente as decisões sem que ele tenha condições de compreender suas consequências é maquiar a autonomia, falseá-la. Quanto menor a capacidade de compreensão do paciente — seja por questões cognitivas, sociais, emocionais ou quaisquer outras —, maior a nossa responsabilidade de encontrar um caminho para que sua autonomia seja preservada.

A CULPA É DA MEDICINA DEFENSIVA — SERÁ?

Boa parte da razão pela qual se tende a delegar as decisões aos outros — chamando isso de dar autonomia — está atrelada à onda de processos judiciais contra médicos e outros profissionais de saúde. Os processos quase sempre alegam que o paciente não tinha sido informado sobre os riscos de determinada conduta, que os resultados foram muito aquém de suas expectativas ou que o profissional foi negligente. Costumam ser recheados de depoimentos do tipo "se eu soubesse que era assim não teria feito" ou "eu não sabia que tinha outras opções". Trata-se de situações difíceis para todos os envolvidos, permeadas de frustração e desgaste.

Não há absolutamente nada de errado no fato de um paciente decidir processar um médico ou outro profissional da saúde quando se sente lesado. É direito dele e, às vezes, quase um dever, visto que pode resultar no impedimento de ações profissionais irresponsáveis e nocivas a outras pessoas. Mas salta aos olhos que, na maioria dos casos, não se constata falha técnica dos profissionais (e não, não é mera questão de corporativismo ou conivência dos órgãos julgadores). Na esmagadora maioria dos casos, não foram cometidos erros técnicos reais, ou eles são muito menos graves do que o paciente imagina. Em geral, o erro primordial está na comunicação e na nossa incapacidade de construir uma relação de confiança com os pacientes. Não se trata tanto de o resultado final ser ou não satisfatório, mas de a pessoa ter a sensação de que foi respeitada, de que o profissional de saúde agiu em prol dos interesses dela, mesmo em situações em que um erro de fato tenha ocorrido.

É fácil compreender isso quando observamos os processos judiciais de acordo com as especialidades médicas, por exemplo. Há raríssimos processos contra paliativistas, apesar do cenário em que eles trabalham, que envolve a morte da grande maioria dos pacientes (o que, em outros contextos, seria considerado um desfecho indesejado ou um fracasso). A diferença está na postura: paliativistas costumam ser impecáveis em sua comunicação, no alinhamento das expectativas e no respeito à autonomia dos pacientes e da família, incluindo-os nas decisões mais importantes e colocando-se mais como parceiros do que como detentores da verdade. Bons paliativistas não delegam as decisões mais importantes aos pacientes, mas tomam essas decisões levando em conta o que conhecem deles, e sempre buscando sua concordância. Isso é autonomia, de ambos os lados.

As pessoas não processam os profissionais por seus erros, mas por seu descaso, sua negligência e seu desrespeito por elas. O erro é compreensível e perdoável. O abandono e o desprezo pela autonomia alheia, não.

A AUTONOMIA DESEJÁVEL: DECISÕES COMPARTILHADAS

O respeito à autonomia é um exercício contínuo. Estamos falando aqui de um delicado equilíbrio que envolve a habilidade do profissional de compreender o que seu paciente precisa/espera/deseja, o que ele próprio tem a oferecer como profissional capacitado e o que é possível e viável nesse cenário. Atingir esse equilíbrio não é só uma questão de vontade do profissional: trata-se de um processo que exige treino, empatia e humildade. Ao olharmos a história de dona Jesuína, contada no início deste capítulo, não é difícil compreender o processo. Ele é constituído de três etapas básicas, que se estruturam quase sempre da mesma forma:

1. Compreender as necessidades (biológicas, sociais, emocionais ou quaisquer outras) do paciente e desenhar uma espécie de mapa de seus valores e expectativas (utilizando perguntas relacionadas à pessoa, não à doença).
2. Buscar, nos dados disponíveis da literatura profissional, as estratégias que julgarmos mais compatíveis com esses valores, necessidades e expectativas.
3. Propor ao paciente as estratégias que nos pareçam mais adequadas, explicando de forma compreensível e buscando sua concordância, inclusive acatando eventuais ajustes nas propostas ou até mesmo a completa recusa delas, o que nos fará retornar à primeira etapa e recomeçar o processo.

O processo só termina quando um consenso se estabelece. É durante esse processo que a relação de confiança se consolida. A cada avanço (e a cada recomeço), tornamo-nos mais capazes de tomar decisões alinhadas com o indivíduo de quem cuidamos, e isso aumenta progressivamente nosso respeito à sua autonomia. Quanto mais nos acostumamos a adotar esse tipo de processo em nossa rotina profissional, mais dinâmico e eficaz ele se torna. Podemos chegar ao ponto de, em minutos, conseguir concluí-lo com sucesso. Trata-se de uma habilidade profissional que pode ser aprendida, treinada e lapidada. É muito mais simples do que se imagina.

Estamos nos referindo a uma prática que promove "efeitos colaterais" um tanto importantes: consolidação de vínculos de confiança entre os envolvidos, aumento das chances de satisfação com os resultados (e, consequentemente, menos frustração), maior engajamento dos pacientes no cuidado da própria saúde, mais leveza nas relações profissionais e, por fim, a tão desejada sensação de estarmos fazendo o que é certo.

Mas talvez o "efeito colateral" mais significativo esteja no autocuidado. Pacientes cuja autonomia é respeitada e estimulada tendem a assumir o papel de protagonistas da própria saúde. Passam a enxergar a si mesmos como corresponsáveis pelo que sentem e pelos resultados que obtêm. Esse é o primeiro passo para que alguém pare de fumar, passe a praticar atividades físicas, passe a se alimentar de forma mais saudável, dedique-se mais a questões espirituais que estavam sendo negligenciadas ou faça qualquer outra mudança que lhe permita uma vida mais feliz. Essa postura mais proativa e engajada é benéfica em qualquer cenário, mesmo nas condições de saúde mais precárias, que envolvam, por exemplo, a terminalidade da vida — talvez essas situações sejam as que mais se beneficiam de um paciente profundamente envolvido com seu autocuidado. Aqueles que se compreendem como agentes da própria saúde aprendem a reconhecer suas necessidades e a não delegar aos outros as decisões que as envolvem. A autonomia aumenta o autocuidado, e vice-versa. O autocuidado pode ser compreendido em vários níveis, de cortar as próprias unhas dos pés a definir Diretivas Antecipadas de Vontade, mas em todos eles o processo é o mesmo: considera o respeito à individualidade, o tempo para compreender o que deve ser feito e as relações de confiança que se estabeleçam pelo caminho.

RESUMINDO

Preservar, sempre que possível, a autonomia da pessoa que busca a nossa ajuda é uma preocupação fundamental da filosofia da Slow Medicine. Mas não basta colocá-la no centro dos cuidados ou da tomada de decisões se ela não tiver uma compreensão plena da situação. E, para tanto, o profissional também deve ter plena compreensão dos valores, expectativas e preferências do paciente. Trata-se de um processo contínuo de aprendizado e respeito mútuo que pode ser menos difícil do que parece. É quase como acertar o passo com quem caminha ao nosso lado.

Uma visão mais positiva da saúde

A SAÚDE COMO UM ESTADO DE ESPÍRITO

Celso acaba de marcar mais uma consulta. Dessa vez, tentará obter de um cardiologista alguma explicação para as alterações encontradas em seus exames laboratoriais, já que os especialistas anteriores não lhe forneceram nenhuma resposta satisfatória. Celso tem 35 anos e realizou a sua bateria de exames anuais, na qual verificou algumas anormalidades. A verdade é que isso era até mesmo esperado, dada a enorme quantidade de exames solicitados. Entre as mais de 50 substâncias dosadas em seu sangue, era de esperar que algumas delas estivessem fora dos chamados "valores de referência". O cardiologista examina Celso e não verifica nada de errado, a não ser uma discreta elevação na pressão arterial. O médico tenta explicar que essa alteração mínima (130 mmHg x 85 mmHg) pode ter sido causada pela ansiedade do paciente, mas este não lhe dá ouvidos. Celso, agora, não está apenas com os exames laboratoriais alterados: acaba de virar um pré-hipertenso. Pelo menos em sua cabeça, esses diagnósticos começam a se somar e a afetar sua saúde. Após uma pesquisa na internet, na qual confirma seu autodiagnóstico de pré-hipertensão, Celso marca novas consultas. Em uma delas, encontra um desses médicos muito preocupados com a saúde das pessoas, que lhe confirma: Celso estaria, de fato, pré-hipertenso e precisaria ser medicado. Celso finalmente encontrou alguém que confirma a sua suspeita de que as coisas não andam nada bem com sua saúde. Acaba de virar um desses sadios preocupados, tão comuns atualmente, na eterna busca de uma saúde que nunca deixaram de ter. Celso continua cada vez mais preocupado e sente-se péssimo.

Seu Benito tem quase 80 anos. É casado com dona Florinda, uma simpática senhora de idade semelhante. Eles estão juntos há muitas décadas. São um daqueles casais que parecem ter sido feitos um para o outro. Volta e meia, seu Benito precisa ir ao posto de saúde, onde já é conhecido pela simpatia e *pelas crises de gota que o incomodam.* A equipe do posto já reconhece o motivo das consultas de longe ao vê-lo chegar mancando e distribuindo sorrisos para os que ali estão trabalhando ou aguardando atendimento. Em regra, as consultas são simples, pois seu Benito precisa apenas de algum tipo de anti-inflamatório e um pouco de atenção. Além disso, o médico costuma fazer ajustes em seus medicamentos de uso crônico para certas doenças que atingem as pessoas que vivem bastante. Apesar de também já ter recebido os diagnósticos de hipertensão, diabetes, discreta insuficiência renal e gota, seu Benito não deixa que as doenças sejam o centro de sua atenção. Ele toma seus remédios direitinho, mas costuma dizer que não tem tempo para se preocupar demais com isso. Prefere consultar a programação do bairro para descobrir quando será o próximo baile em que ele e dona Florinda poderão dançar e se divertir. Seu Benito é velho e doente, mas se sente ótimo!*

O CONCEITO POSITIVO DE SAÚDE

Talvez seja mais fácil entender melhor o conceito positivo de saúde proposto pela Slow Medicine se começarmos reconhecendo o que seria um conceito negativo de saúde. Essa visão negativa da saúde é muito comum hoje em dia e representa basicamente a antítese daquilo que buscamos na Slow Medicine. Segundo tal visão, a pessoa só estaria saudável se não apresentasse nenhum sinal de doença. Assim, atribuir um rótulo de "saudável" a alguém demandaria uma ampla avaliação da presença de todas as doenças conhecidas possíveis. Isso pode parecer estranho e pouco prático, mas é uma atitude muito comum atualmente. Na verdade, essa forma de entender a saúde está por trás das revisões periódicas de saúde (os chamados checapes), nas quais indivíduos saudáveis e assintomáticos se submetem a uma série de exames para saber se estão de fato saudáveis. O problema é que já foi bem demonstrada a existência de uma relação direta entre o número de exames complementares realizados e a chance de que algum deles gere resultados alterados inclusive em pessoas sem qualquer sinal de doença. Assim, quanto mais exames um indivíduo realizar para saber se está saudável, maiores são as chances de que os exames gerem resultados alterados e ele receba algum diagnóstico e seja considerado doente — mesmo estando saudável! Não nos parece que esta seja uma visão razoável de saúde.

Outro conceito muito conhecido de saúde passa pela famosa definição da Organização Mundial da Saúde (OMS), segundo a qual "a saúde é um estado de completo bem-estar físico, mental e social e não apenas a mera ausência de doença". Apesar de não representar fielmente a ideia de saúde da filosofia *slow*, esse conceito tem aspectos positivos. Em primeiro lugar, ele nos deixa claro que nossa saúde depende de aspectos que estão além do corpo físico, salientando a importância de nosso bem-estar mental. Além disso, enfatiza os aspectos sociais e a forma como eles impactam nossa saúde. As críticas a esse conceito se referem à necessidade de uma plenitude de bem-estar em todas essas áreas para que uma pessoa seja considerada saudável, o que pode ser difícil para uma parcela significativa da população. Assim, o conceito também não nos parece servir aos propósitos da Slow Medicine.

Como costuma acontecer em outros aspectos da filosofia *slow*, parece-nos que um conceito positivo de saúde deve ser algo mais moderado, que considere a necessidade de uma sensação de bem-estar, mas não desconsidere o fato de que as doenças fazem parte da vida e que podemos ser saudáveis mesmo na presença de algumas doenças. Saúde e doença não são coisas excludentes, e definir as pessoas como saudáveis *ou* doentes representa uma falsa dicotomia. As condições de saudável e de doente podem se alternar no mesmo indivíduo ao longo do tempo, e até mesmo coexistir. Além disso, a proporção de saúde necessária para sentir-se saudável varia de um indivíduo para outro. Assim, uma pessoa cuja atividade dependa de muito esforço físico diário (como alguém que trabalha na construção civil) precisa de mais "saúde" para sentir-se saudável do que aquela que execute uma tarefa sedentária (como um contador). Um aspecto importante dessa visão positiva é que o nível de saúde do indivíduo deve ser suficiente para cumprir as metas que ele propõe para si mesmo.

Pensando assim, é preciso esclarecer alguns conceitos importantes de saúde para chegarmos ao nosso conceito positivo de saúde. A ideia de saúde da escola hipocrática era a de um estado de equilíbrio entre os diversos fatores que determinam as funções do corpo e da mente, o qual só seria alcançado por quem estivesse em plena harmonia com o meio onde vive. Para o sociólogo Zygmunt Bauman, saúde seria aquela condição corporal e psíquica que nos permite satisfazer as demandas que nosso papel social exige. Já o polímata e pensador humanista René Dubos gostava de lembrar que tratar doenças não significa gerar saúde — muito menos felicidade. Para ele, a saúde dependia de inúmeros fatores alheios às doenças. Aliás, via essa saúde definida pela simples ausência de doenças como uma saúde cinzenta ou menor, bem diferente da saúde positiva defendida por ele, que poderia gerar uma vida prazerosa e produtiva. Para Dubos, muito mais do que vigor físico, bem-estar ou longevidade, saúde significa a possibilidade de enfrentar as provações da vida e realizar as nossas aspirações como seres humanos. A sabedoria estaria em encontrar um equilíbrio entre o que se pode e o que se deseja realizar.

Com base nessas ideias variadas, a Slow Medicine define o conceito positivo de saúde como aquela condição em que a pessoa apresenta um nível de bem-estar físico, mental e social suficiente para permitir que ela goze de uma vida plena e possa realizar as aspirações que todo ser humano possui em cada fase da vida, independentemente dos diagnósticos clínicos que eventualmente tiver recebido. Nosso papel como profissionais *slow* é reconhecer e tratar de forma sóbria, justa e respeitosa aqueles problemas clínicos que ameacem o bem-estar das pessoas e permitir que cada "doente" seja o mais saudável possível.

OS DETERMINANTES DA SAÚDE

Existem vários fatores que determinam a nossa saúde. Alguns deles são bem conhecidos, como a presença de doenças clínicas, a nossa composição genética ou o estilo de vida que adotamos. Porém, há outros fatores que nós, muitas vezes, nem percebemos. Um deles é a expectativa que temos em relação à própria saúde. Conforme demonstrado nos casos clínicos que iniciam este capítulo, alguns indivíduos podem se sentir muito saudáveis apesar de vários rótulos diagnósticos e limitações físicas, enquanto outros têm expectativas exageradas em relação à própria saúde. Estes últimos podem ter uma saúde de ferro e ainda assim se sentir muito doentes.

Além disso, existem os chamados "determinantes sociais da saúde", fatores que, em grande medida, costumam ser negligenciados pela medicina, pelos governantes e pelas próprias pessoas em geral. Ter uma moradia adequada e um emprego digno são de fundamental importância para a nossa saúde. Isso sem falar no abastecimento de água potável, no saneamento básico e no grau de escolaridade. Fazer parte de uma família bem estruturada também tem enorme impacto na saúde das pessoas. Também a nossa saúde é grandemente influenciada pelo local onde moramos: os que residem próximos de áreas verdes tendem a ter melhor saúde física e mental do que os habitantes de áreas mais cinzentas e cheias de concreto e asfalto. Até mesmo a possibilidade de conviver com animais de estimação já se mostrou benéfica para a nossa saúde.

Outro fator estrategicamente negligenciado é a questão da igualdade social. Parece claro que as disparidades sociais gritantes podem ser danosas à saúde de uma parcela significativa de pessoas e que isso não é necessariamente atenuado pela riqueza total daquela população. São vários os exemplos de países relativamente pobres, mas com pouca disparidade social, que apresentam uma expectativa de vida até maior que alguns países ricos e com grandes disparidades sociais. De nada adianta vivermos em países ricos se os frutos desse desenvolvimento só estiverem acessíveis a uma pequena parcela da população. E isso se refere não apenas aos recursos financeiros, mas também ao acesso a serviços de saúde adequados, a uma educação de qualidade e a programas sociais de apoio aos mais pobres.

Enfim, há muito mais fatores a influenciar o que chamamos de saúde do que a simples presença ou ausência de doenças, os medicamentos que tomamos ou a sorte que tivemos na loteria genética. Negligenciar esses fatores significaria negligenciar grande parte da saúde de que podemos dispor para viver de forma plena. É exatamente por reconhecermos a importância desses fatores para a nossa saúde que grande parte dos esforços da Slow Medicine se concentra na busca de uma saúde mais justa e igualitária.

SAÚDE DEMAIS

Assim como acontece com as outras coisas boas da vida, o excesso de saúde também pode ser prejudicial. Não se trata de lamentar aqueles que gozam naturalmente de uma ótima saúde, o que é uma verdadeira bênção. Nossa preocupação aqui está mais relacionada à busca de saúde adicional por quem já tem saúde de sobra e a toda a exploração que envolve esse mercantilismo insalubre.

Em uma sociedade saudável, as pessoas se confortariam em ter saúde suficiente para aproveitar a vida. Já em uma sociedade adoecida pela busca insaciável do excesso e do lucro, os indivíduos não mais se satisfazem com o fato de estarem bem de saúde. Eles querem mais, e, ao alcançarem esse nível adicional de saúde, logo passam a buscar ainda mais "saúde", muitas vezes percorrendo caminhos que inclusive podem fazê-los adoecer.

É constrangedor perceber nas mídias e redes sociais atuais a quantidade absurda de ofertas de tratamentos de gosto duvidoso e outros recursos mirabolantes para a sedução daquelas pessoas eternamente descontentes com a própria saúde (e com a própria vida). Parece se tratar de um mercado bilionário — e altamente ilusório — em que os supostos benefícios para a saúde se traduzem em níveis hormonais suprafisiológicos, uma pele sem rugas ou uma musculatura exageradamente hipertrofiada. E, infelizmente, isso ocorre abertamente, sob a batuta de profissionais de saúde e com a aparente anuência dos respectivos conselhos e associações de classe.

Esse excesso de saúde é considerado por Zygmunt Bauman[17] um estado de aptidão ou *fitness* que não reconhece limites. Trata-se da busca da "hiper-saúde" que nunca é alcançada, uma vez que a própria disposição para realizar essa busca já é um indício de que algo vai mal com a saúde (neste caso, a mental!). É evidente que essa saúde hiperbólica e patológica aqui descrita está bem distante do conceito positivo de saúde proposto pela Slow Medicine, para a qual virtudes como sobriedade, parcimônia e temperança são fundamentais.

Existe ainda a possibilidade de que, bem lá no fundo, essa busca do excesso de saúde reflita a nossa velha dificuldade em aceitar que a doença, a velhice e a morte fazem parte da vida. É evidente que tudo isso nos traz sofrimento, mas imaginar que se possa levar uma vida totalmente isenta de sofrimentos é um erro brutal, pois aprender a sofrer (e aprender com isso) é parte fundamental de nossa experiência. O sofrimento está tão intimamente ligado à nossa existência que o filósofo Byung-Chul Han[18] afirma que uma vida sem dor e sofrimento já não seria uma vida humana.

Ainda assim, esquecemos de tudo isso e tentamos nos transformar em seres sobrenaturais — excessivamente lisos e hipertrofiados — que talvez resistissem aos efeitos do tempo. Mas é pura ilusão, pois os efeitos do tempo acabam chegando para todos (e provavelmente atrelados a um sofrimento maior para aqueles que concentraram tantos esforços para escapar deles). Mais importante seria nunca esquecermos que a simples busca exagerada de uma saúde que já se tem pode ser um sintoma de doença — seja uma

---

17. BAUMAN, Zygmunt. *Modernidade líquida*. Rio de Janeiro: Zahar, 2001.
18. HAN, Byung-Chul. *Sociedade paliativa*. Petrópolis: Vozes, 2021.

doença do próprio indivíduo, seja de todo o nosso *Zeitgeist*[19]. Já dizia Sêneca que não morremos porque estamos doentes, mas porque estamos vivos! Que nos lembremos disso a cada dia; em vez de procurarmos a saúde que já temos, mais adequado seria encontrar melhores formas de viver com plenitude diariamente.

SAÚDE PARA QUÊ?

Vivemos eternamente em busca de saúde, seja quando procuramos auxílio profissional para resolver algum problema específico, seja quando optamos por adotar uma dieta ou estilo de vida mais saudável. Queremos viver mais e queremos viver melhor. Mas não costumamos nos questionar sobre o que faremos quando tivermos mais saúde ou sobre a forma como empregaremos esses meses ou anos a mais conquistados na busca de saúde.

Nossa dificuldade talvez resulte do fato de que pensamos na saúde como um fim, e não como um meio, que é o que ela realmente é. A saúde deveria sempre ser vista como algo que nos ajuda a seguir firmes em nossa trajetória de vida. Precisamos da saúde para executar nossas tarefas diárias, para enfrentar os períodos de adversidade e, sobretudo, para realizar os nossos sonhos, quaisquer que sejam eles. O problema é que às vezes nos empenhamos tanto em buscar saúde que acabamos deixando o tempo passar e perdemos as oportunidades que a vida nos oferece.

Todo ser humano tem suas aspirações mais íntimas. Alguns almejam ser ricos e famosos, outros desejam simplesmente se casar e ter uma família feliz, enquanto outros querem correr o mundo de forma quase anônima como mochileiros. O que todos têm em comum é a necessidade de saúde para encarar os desafios de cada percurso. A Slow Medicine reconhece que por trás de cada "doente" existe uma história de vida que ainda precisa ser escrita. Ela também entende a saúde como um bem da maior importância — que, por isso mesmo, deveria ser acessível a todas as pessoas —, mas a reconhece não como um fim em si mesmo, e sim como um meio para uma vida plena.

---

19. *Zeitgeist* é um termo alemão que significa "o espírito de uma época", "o espírito do tempo" ou "um sinal dos tempos". Denota, em suma, o conjunto do clima intelectual e cultural do mundo em determinada época ou as características genéricas de determinado período.

SAÚDE REAL E SAÚDE PERCEBIDA

Como vimos, a saúde de um indivíduo pode variar conforme as circunstâncias. É possível que alguém se sinta doente ao acordar pela manhã cheio de dores e perfeitamente saudável à noite ao vestir sua melhor roupa para sair e encontrar os amigos. Isso ocorre porque a saúde real e a saúde percebida não são exatamente a mesma coisa. Tendemos a acreditar que a saúde real — aquele rótulo determinado pelo profissional de saúde a partir de sua avaliação clínica e dos exames complementares — seja de alguma forma a "saúde verdadeira" da pessoa, mas existem estudos demonstrando que, sobretudo no caso dos idosos, a saúde percebida ou subjetiva está bastante relacionada com a qualidade de vida e a mortalidade nos anos seguintes.

Talvez os indivíduos que apresentam uma sensação subjetiva de estarem doentes percebam nuances em sua saúde que médicos e exames complementares ainda não conseguem detectar, mas que ainda assim influenciam sua sobrevivência. Por outro lado, pode ser que alguns fatores alheios a doenças influenciem sua percepção da saúde e que o resultado dessa percepção — positiva ou negativa — influencie seu futuro. Pessoas bem-humoradas e com um olhar mais otimista costumam se considerar mais saudáveis, e isso pode afetar positivamente sua evolução. Da mesma forma, aqueles que têm um objetivo de vida bem claro e que lhes traz satisfação podem se considerar mais saudáveis e viver mais e melhor. No mínimo, parece razoável imaginar que um olhar positivo para a vida seja benéfico para a saúde geral de todos nós e algo que deve ser exercitado diariamente.

SAÚDE PELA VIDA AFORA

Conforme o conceito positivo proposto pela Slow Medicine, espera-se que a saúde de uma pessoa também varie ao longo de sua vida. Cada fase da existência apresenta exigências e desafios distintos, para os quais precisaremos de uma boa dose de saúde. Talvez, para uma criança, ter saúde signifique a possibilidade de se desenvolver adequadamente, de ter disposição para as brincadeiras diárias e de enfrentar todo aquele rosário de infecções que fazem parte de uma infância saudável. Para um adulto, a saúde talvez signifique a capacidade de executar as tarefas exigidas por sua atividade profissional, a possibilidade de formar uma família e, em muitos casos, a disposição para superar limites e correr alguns riscos que acabam fazendo a vida valer a pena. Já para um idoso, ter saúde pode depender muito mais da possibilidade de realizar as tarefas cotidianas de forma independente, de minimizar os efeitos negativos das mais variadas doenças crônicas sobre o seu bem-estar e de saber que colaborou de alguma forma para melhorar o mundo e que a vida valeu a pena.

É importante lembrar que, em todas as fases da vida, a busca excessiva de saúde ou o exagero na forma de evitar as doenças são prejudiciais. Assim, tentar evitar que as crianças contraiam toda e qualquer doença infecciosa pode não ser o melhor caminho. Evidentemente, deve-se tentar prevenir aquelas doenças evitáveis ou mitigáveis com as vacinas infantis, mas tendo o cuidado de não as privar das brincadeiras e do contato com outras crianças. Da mesma forma, adultos que tentam evitar todos os riscos talvez não estejam levando a vida da melhor forma, porque isso os priva de vivências que traduzem uma existência que vale a pena ser vivida (são os *worried well*, como o Celso, cuja história contamos no início deste capítulo). O mesmo pode ser dito dos idosos que utilizam um número exagerado de medicamentos a fim de combater condições clínicas que, às vezes, nem encurtam sua expectativa de vida nem causam sintomas. É primordial lembrar dos riscos da polifarmácia nessa faixa etária.

Às vezes temos a impressão de que vivemos sob uma espécie de tirania da saúde, uma necessidade imperiosa de estarmos sempre plenos de vigor e disposição. Mas a verdade é que todos enfrentaremos momentos difíceis, em que as doenças são inevitáveis. Dessa forma, tão importante quanto tentar evitar aquelas doenças clinicamente evitáveis é desenvolver as habilidades necessárias para recuperar a saúde após cada episódio de doença — a nossa dose diária de resiliência.

SAÚDE PELA MORTE ADENTRO

Pode parecer estranho falar de saúde na hora da morte, mas esta é uma reflexão bastante oportuna. A médica Elisabeth Kübler-Ross, que se especializou no cuidado de pessoas que estavam próximas da morte e deixou um lindo legado na área de cuidados paliativos[20], já dizia que devemos viver de verdade até a hora de nos despedirmos. Sendo a morte o fim inexorável de

---

20. Elisabeth Kübler-Ross publicou diversos livros, mas o mais conhecido deles é, sem sombra de dúvida, *Sobre a morte e o morrer* (São Paulo: Martins Fontes, 2017, 10. ed.).

toda vida como a conhecemos, nada mais natural do que estarmos preparados para ela. E isso se refere tanto à nossa morte quanto à de entes queridos. É bem provável que um indivíduo que, ao longo da vida, tenha refletido profundamente sobre o assunto a ponto de aceitar a inexorabilidade da nossa finitude tenha menos dificuldade em enfrentá-la.

Uma das maneiras de entendermos essa ideia de buscar saúde morte adentro se refere a morrermos com saúde. Clarice Lispector falava até mesmo em "morrer de saúde como quem explode", mas talvez devêssemos ser mais comedidos e aceitar como já bastante razoável a ideia de não enfrentarmos longos períodos de doença incapacitante antes da morte. Em relação a isso, uma expectativa criada há algumas décadas foi a chamada "compressão da morbidade" na velhice, como se de alguma maneira os avanços científicos fizessem que as pessoas vivessem de forma plena até bem próximo da morte. O problema é que tal fenômeno não se confirmou posteriormente, e o que temos observado na prática mais se parece com uma expansão da morbidade e um aumento da fragilidade entre os mais velhos. Apesar de um ganho evidente na quantidade de vida, não temos conseguido melhorar a qualidade de vida de quem já se aproxima do final. Assim, buscar saúde morte adentro passaria por melhorar sempre que possível a qualidade de vida de quem se aproxima do final da vida — ou pelo menos não propor medidas terapêuticas claramente fúteis e prejudiciais a quem já não tenha condições de recuperar um grau de saúde compatível com suas expectativas de uma vida digna.

Para o médico de família espanhol Juan Gérvas, é plenamente possível morrer com saúde, uma ideia que pode se adaptar muito bem ao conceito positivo de saúde da Slow Medicine e ao princípio da compaixão. Morrer com saúde, nesse caso, consistiria em reconhecermos que nossa ideia de saúde varia conforme as expectativas e necessidades de cada pessoa e de cada fase da vida. Sendo a morte uma fase inevitável da vida, morrer de forma saudável significa evitar todo sofrimento que seja desnecessário, tomando o cuidado para que nossas intervenções não esvaziem de significado aquele momento que, para alguns, é o mais importante. Podemos melhorar a saúde até mesmo de quem já está em processo de morte ao utilizarmos todos os recursos disponíveis para aumentar seu grau de conforto, aliviando sintomas como dor, falta de ar, constipação, vômitos e ansiedade. Além disso, permitir que a morte de alguém ocorra em um local adequado e na presença das pessoas queridas e importantes para ele é também tornar mais "saudável" esse momento tanto para quem morre como para quem fica e terá de enfrentar um processo de luto, que pode ser menos doloroso se a morte tiver ocorrido de forma mais humana.

RESUMINDO

A Slow Medicine entende a saúde como uma condição de bem-estar não apenas físico, mas também mental e social, o que ressalta a importância do ambiente e das escolhas feitas pela sociedade como um todo sobre a saúde de cada um. O conceito é positivo porque entende que podemos aprimorar nossas escolhas em prol de melhorar, em conjunto, a saúde das pessoas. É positivo porque supõe que todo mundo pode ser saudável, independentemente da presença de doenças clínicas. E é positivo porque supõe que a saúde seja um meio pelo qual podemos enfrentar os desafios e realizar os nossos sonhos.

Prevenção

PREVENINDO O IMPREVISÍVEL

Pedro e Rafael eram amigos de infância. Cresceram juntos e suas famílias eram bastante próximas, já que os pais de ambos haviam trabalhado a vida toda juntos na mesma fábrica de automóveis da capital. Assim, seus hábitos de vida eram, em muitos aspectos, bem parecidos. Nenhum deles fumava e eles não bebiam demais. O histórico familiar de ambos não tinha nada de especial. Os pais deles tinham uma saúde de ferro e trabalharam até que a idade os obrigou a se aposentar. Do lado materno, também não tinham do que se queixar. Aquelas mães pareciam estar sempre prontas e cheias de energia para colocar ordem na casa. Já crescidos, Pedro e Rafael seguiram a mesma carreira dos pais na fábrica de automóveis. Formaram cada qual uma bela família e continuaram amigos pela vida toda. Se existia alguma coisa que os diferenciava era que Pedro era bem mais preocupado com a própria saúde do que Rafael. Não que Pedro tivesse problemas de saúde, nada disso. Mas ele levava ao pé da letra o mantra que diz que "é melhor prevenir do que remediar". Toda vez que se encontravam, Pedro tentava convencer Rafael a fazer os exames "preventivos" que ele próprio costumava fazer. Mesmo sem casos de câncer na família, Pedro já tinha feito duas ou três colonoscopias e se vangloriava de que seus exames estavam ótimos e que o tal câncer de intestino não o "pegaria". Rafael não era muito afeito aos tais cuidados preventivos. Tinha uma saúde boa, era moderado em relação aos seus hábitos e achava que isso bastava. Mas, no fundo, ambos se respeitavam quanto às divergências de opinião, como costuma acontecer com as pessoas de bom senso e os amigos de verdade.

Certo dia, enquanto voltava para casa depois de uma dessas consultas preventivas, ainda em frente ao hospital e distraído com a papelada que o médico havia lhe entregado, Pedro foi atingido por um automóvel em alta velocidade dirigido por um motorista embriagado. O impacto do veículo arre-

messou o corpo de Pedro a vários metros de distância, e ele já caiu sem vida no asfalto. A comoção foi gigante. A família e os amigos logo chegaram ao local e não acreditavam no que o destino tinha aprontado. O homem saudável que saía de uma consulta preventiva, na qual buscava evitar a morte, acabou morrendo atropelado por um imbecil que dirigia bêbado. Rafael também ficou arrasado. Dizem os amigos que ele nunca mais foi o mesmo. Ficou deprimido e passou a beber demais. Em pouco tempo, precisou se afastar do trabalho, pois já não conseguia manter o nível de produtividade exigido pela empresa. Isso o deixou ainda pior e, em poucos anos, Rafael também acabou morrendo. Os médicos disseram que teria sido um infarto fulminante, mas todos os que conviviam com ele sabiam que a causa de seus problemas cardíacos era a tristeza por ter perdido seu melhor amigo.

A vida tem dessas ironias. No final das contas, nenhum dos dois amigos morreu de câncer, independentemente de realizar ou não os exames preventivos. Pedro não queria morrer de câncer de intestino e acabou sendo vítima de um acidente de trânsito. É claro que as mortes violentas e acidentais são bem mais comuns do que aquelas específicas por câncer de intestino. A morte por problemas cardíacos, como ocorreu com Rafael, também é uma das mais comuns e, como a tristeza de perder um amigo do peito não costuma pontuar nas calculadoras de risco cardiovascular, pode-se dizer que elas também muitas vezes pegam a todos de surpresa. Quem dera pudéssemos prever e prevenir o imprevisível.

PREVENÇÃO

Todos nós aprendemos, dentro e fora da medicina, que prevenir é melhor do que remediar. E, de certa forma, isso é muito verdadeiro. Ninguém pode ter dúvidas — muito menos um profissional de saúde — de que prevenir uma doença grave que ameace a vida ou o bem-estar de uma pessoa é uma coisa ótima que deve ser sempre buscada. Descobrir precocemente um câncer que destruiria a vida da pessoa se passasse despercebido e só fosse descoberto em fase avançada é, claro, algo muito positivo. Mas é exatamente aqui que os nossos problemas começam: nem tudo que descobrimos precocemente tem potencial para causar dano. Às vezes encontramos coisas (lesões, nódulos, bolinhas, manchas) que existem há vários anos e poderiam permanecer sempre iguais ou desaparecer de forma espontânea depois de algum tempo sem causar nenhum problema. Uma vez descobertas, porém, elas passam a ser um problema para o médico e para o paciente: agora precisamos decidir o que fazer em relação ao novo achado. Isso causa ansiedade em ambos e, como sabemos, esse tipo de ansiedade pode prejudicar a saúde das pessoas, além de atrapalhar o raciocínio médico e a tomada de decisões, o que, idealmente, deveria ser feito da forma o mais tranquila possível.

O ideal seria que descobríssemos apenas as doenças potencialmente graves, em fase inicial e ainda passíveis de cura. Mas isso é uma ilusão — às vezes vendida como realidade — de quem defende o uso amplo e sistemático das medidas de prevenção, como os rastreamentos para diversos tipos de câncer. Na prática, é impossível escolher o tipo de doença a ser descoberta em nossos exames. Exames de rastreamento muito sensíveis acabam enxergando problemas onde eles não existem. Por outro lado, exames muito específicos deixam passar despercebidos muitos problemas reais. Infelizmente, não é fácil aumentar um sem reduzir o outro. Se aumentamos a sensibilidade diagnóstica de determinado exame preventivo, acabamos descobrindo um número maior de lesões sem importância clínica — é o que chamamos de sobrediagnóstico —, o que pode levar muita gente a ficar ansiosa e receber um tratamento desnecessário para uma doença que jamais causaria qualquer dano. Por outro lado, quando aumentamos a especificidade diagnóstica de nossos testes, acabamos de fato descobrindo uma proporção bem maior de lesões potencialmente graves e que merecem ser adequadamente tratadas, mas passamos a não detectar uma série de lesões em fase inicial que poderiam ser graves. Não é fácil encontrar a calibragem ideal de nossas ferramentas de rastreamento. Isso deve ser reconhecido pelos profissionais e também deveria ser explicado às pessoas que buscam cuidados preventivos.

A boa medicina sempre procura agir segundo a máxima hipocrática de que devemos "em primeiro lugar, não causar danos". Isso significaria não realizar intervenções que sejam mais agressivas que a própria doença ou agir somente quando temos certeza de que a ação seria menos prejudicial do que a inação. Mas a medicina é cheia de incertezas, e nem sempre é fácil encontrar um ponto de equilíbrio ou saber exatamente qual é o potencial de dano do procedimento ou da doença. Para complicar ainda mais a situação, existe uma certa assimetria ética quando lidamos com situações preventivas ou curativas. Assim, uma mesma intervenção pode ser adequada para alguém que esteja doente ou que apresente sintomas, mas completamente inadequada quando usada de forma preventiva em uma pessoa saudável e assintomática. Um exemplo é o caso da colonoscopia: trata-se de um ótimo exame para a detecção de vários tipos de lesão intestinal, mas esse balanço entre riscos e benefícios muda por completo quando ponderamos sobre a realização do exame como rastreamento em uma pessoa assintomática e de baixo risco para câncer, em um paciente com história familiar de câncer de cólon ou em um indivíduo que está apresentando algum tipo de sangramento intestinal. Fazer medicina é difícil, e fazer medicina preventiva pode ser ainda mais complicado. A chave para sairmos dessa situação é construir uma relação médico-paciente clara e honesta, em que os prós e os contras de cada exame preventivo sejam previamente discutidos e as decisões sejam tomadas de maneira consensual e colaborativa.

AS PREVENÇÕES TRADICIONAIS

Na visão tradicional da medicina preventiva, existiriam três estágios da prevenção de doenças. A prevenção primária se preocuparia em evitar o surgimento das doenças. Fariam parte de suas estratégias medidas como uma alimentação saudável, a evitação do tabagismo e as diversas imunizações do calendário vacinal, por exemplo. É importante observar que a prevenção primária se ocupa de pessoas absolutamente saudáveis, de modo que todas as medidas preventivas nesse nível devem ter um perfil de risco-benefício compatível com a ideia de não causar danos.

O estágio da prevenção secundária se preocupa em detectar doenças subclínicas em fase inicial, visando minimizar seus efeitos sobre a saúde. A maioria dos tipos de rastreamento de câncer se encontra nesse nível de prevenção, assim como medidas simples como a aferição da pressão arterial para detectar hipertensão assintomática ou a aferição da pressão intraocular para detectar glaucoma.

A prevenção terciária busca minimizar o impacto de doenças conhecidas na saúde dos pacientes. Isso inclui medidas que visam reduzir as chances de infartos em pessoas que já apresentam sinais de doença cardiovascular, diminuir a velocidade de progressão da doença renal em casos de insuficiência renal crônica ou instituir programas de reabilitação funcional em indivíduos com doenças respiratórias, cardíacas ou neurológicas.

Cabe ressaltar aqui que, independentemente de qual desses cenários se desenha à nossa frente, o objetivo central é sempre melhorar a vida das pessoas, evitando, postergando ou minimizando o sofrimento que possa resultar de suas condições de saúde. Esse ponto é muito importante, visto que aumenta a percepção de nossa responsabilidade: nas boas estratégias de prevenção, os potenciais ganhos são obrigatórios, enquanto os possíveis danos devem ser nulos, mínimos ou, na pior das hipóteses, proporcionais aos ganhos obtidos. Não há espaço para imprudência.

A PREVENÇÃO QUATERNÁRIA

As transformações pelas quais a medicina vem passando nas últimas décadas têm transformado alguns indivíduos em vítimas de um excesso de cuidados médicos. É verdade que também temos uma parcela significativa de pessoas com pouco acesso aos cuidados, mas é importante notar que essas duas situações podem andar juntas, e talvez até manter uma relação causal. Em qualquer sistema de saúde com recursos finitos, o excesso de cuidados de alguns pode representar a escassez de cuidados básicos para outros.

A prevenção quaternária visa à "identificação de indivíduos em risco de tratamento excessivo, para protegê-los de novas intervenções médicas inapropriadas e sugerir-lhes alternativas eticamente aceitáveis"[21]. É interessante observar que, apesar de ser chamada de quaternária, essa ideia deveria permear os outros níveis de prevenção médica, pois os excessos infelizmente podem ocorrer em todos eles.

Entre as causas que levam ao excesso na medicina atual estão os conflitos de interesse inerentes à atividade médica, pois quanto mais procedimentos um profissional realizar, maior será o seu ganho financeiro. Além disso, nossa visão altamente tecnológica, hospitalocêntrica e hiperespecializada do cuidado médico moderno aumenta os custos e os riscos para os pacientes e enfraquece a relação médico-paciente. Isso resulta em um cuidado cada vez mais fragmentado pelas múltiplas especialidades em detrimento de um médico generalista responsável pelo seguimento longitudinal e por harmonizar as várias condutas. Como se não bastasse, vivemos a época da medicina defensiva, na qual o medo, em suas várias facetas, acaba por alimentar o excesso como forma de se proteger contra diagnósticos não detectados e processos por má prática.

---

21. TESSER, Charles Dalcanale. "Prevenção quaternária para a humanização da atenção primária à saúde". *O Mundo da Saúde*, São Paulo, v. 36, n. 3, p. 416-26, 2012.

Considerando essas causas principais de excesso, é natural que as medidas adotadas para o enfrentamento do problema em prevenção quaternária se baseiem em uma visão de medicina centrada na pessoa, na qual a individualização das condutas e o respeito pelos valores e preferências do paciente são fundamentais; na medicina baseada em evidências (MBE), na qual as condutas são tomadas de acordo com os três pilares da abordagem — os valores e preferências do paciente, a experiência clínica do médico assistente e as melhores evidências científicas disponíveis —; e em uma visão longitudinal dos cuidados de saúde, dando preferência a profissionais com uma visão mais generalista ou global da saúde e que possam acompanhar o mesmo paciente durante um longo tempo — o que pode não apenas protegê-lo contra excessos como também já se demonstrou melhorar a saúde das pessoas.

A PREVENÇÃO PRIMORDIAL

Costumamos imaginar que as estratégias de prevenção consistem em exames, medicamentos e outras tecnologias que visam descobrir ou tratar doenças antes que elas apareçam ou causem um dano maior à saúde dos indivíduos. Existe, porém, um nível de prevenção muito mais importante, que antecede a todos os níveis descritos anteriormente. Essa prevenção primordial não ocorre em nível individual, mas em nível populacional, e consiste em políticas públicas que objetivam reduzir a prevalência de doenças ao combater suas causas sociais e ambientais.

Pode-se entender como estratégias de prevenção primordial medidas como a redução da pobreza, uma vez que esta é um dos fatores mais associados ao desenvolvimento de diversas doenças e à redução da expectativa de vida. Igualmente, a redução dos níveis de poluição a que a população está exposta é uma forma de prevenção primordial, e isso pode ser obtido, por exemplo, reduzindo-se a quantidade de agrotóxicos usados na produção de alimentos, diminuindo-se a quantidade de veículos com motores movidos a combustão ou controlando-se o tipo e a quantidade de resíduos industriais que são continuamente despejados em nossos rios e acabarão aparecendo, em maior ou menor grau, na água que consumimos.

Além disso, medidas urbanísticas também constituem medidas de prevenção primordial que podem ter um impacto enorme na saúde da população. Quando determinada cidade limita a circulação de veículos em certas

Slow Medicine

áreas, implanta áreas verdes e estimula as pessoas a andarem de forma segura a pé ou de bicicleta, está colaborando para reduzir vários fatores patogênicos de maneira concomitante e sinérgica. Essas áreas verdes e agora transitáveis a pé ou de bicicleta colaborarão para combater a obesidade, a hipertensão, o diabetes, o excesso de colesterol, diversos tipos de câncer, o estresse, a depressão e o isolamento social, entre tantos outros fatores que, como sabemos, prejudicam nossa saúde.

Enfim, todo o marketing a que somos continuamente submetidos e visa promover formas de prevenção menos eficientes em comparação com as estratégias de prevenção primordial, como medicamentos e exames, acaba tendo o efeito colateral de nos fazer esquecer daquelas medidas que de fato importam — daí o termo "primordial" — e não apenas atuam em toda a população como podem ter melhor custo-benefício e apresentar efeitos mais duradouros.

PREVENÇÃO E DIAGNÓSTICO PRECOCE

É preciso reconhecer que as estratégias de prevenção mais usadas e mais discutidas são as secundárias, que visam diagnosticar doenças enquanto elas ainda não se manifestaram clinicamente. Lembrando que, por vezes, descobrimos "doenças" que jamais incomodariam o paciente, também devemos recordar que aqui o nome "prevenção" pode ser enganoso, pois na verdade estamos descobrindo uma doença mais precocemente. Às vezes, prevenimos complicações maiores, mas outras vezes apenas acrescentamos determinado rótulo à pessoa sem prevenir doença alguma.

No caso dos rastreamentos de câncer, isso fica mais fácil de compreender. Em relação ao câncer de cólon, falamos muito sobre a realização de colonoscopias, sigmoidoscopias e pesquisa de sangue oculto nas fezes, mas em geral nos esquecemos de lembrar os pacientes de que esses exames, na melhor das hipóteses, fazem um diagnóstico precoce, detectam lesões pré-malignas e evitam maiores complicações pela doença. O que pode de fato reduzir as chances de ter um câncer de cólon é manter uma alimentação saudável rica em frutas, legumes e verduras e pobre em carnes processadas, não fumar, não beber em excesso, manter um peso corporal adequado e praticar alguma atividade física regularmente. E é provável que essas medidas protejam a pessoa não apenas contra o câncer de cólon, mas contra diversos outros tipos de câncer e outras doenças, como as cardíacas, a hipertensão e o diabetes. Fica claro que, quando se trata de prevenção, não há nenhum tipo de exame de rastreamento que previna tanto quanto um estilo de vida saudável.

PREVENIR E REMEDIAR

Na medicina — e até mesmo fora dela — existe uma máxima que todos conhecem: prevenir é melhor do que remediar. Isso é verdade em muitas situações. Porém, como vimos, a questão da prevenção é complicada porque muitas vezes não sabemos se o que estamos descobrindo é algo que precisaria ter sido descoberto ou que teria impacto sobre a saúde da pessoa se não fosse feito nenhum diagnóstico. Nesse ponto, já não parece tão claro que prevenir seja mesmo melhor do que apenas esperar para remediar nos contextos em que a doença se mostre clinicamente significativa.

Além disso, a medicina já criou estratégias preventivas até mesmo para situações clínicas em que não existe nenhum tratamento efetivo comprovado. No caso do déficit cognitivo leve e das demências, por exemplo, é discutível a utilidade de se realizar estratégias de rastreamento, pois podemos estar apenas antecipando o infortúnio das pessoas e de suas famílias. Isso não impede que possamos agir nos fatores de risco cardiovasculares ou sociais para as demências (evitar o isolamento social, estimular atividades cognitivas etc.), mas sem o afã de diagnosticar um déficit cognitivo leve, que poderia nunca progredir até o estágio de demência, ou de diagnosticar uma doença de Alzheimer, que até o momento carece de estratégias terapêuticas específicas realmente eficazes.

Nos casos de dúvida sobre a evolução da doença, talvez seja mais sensato optar por uma estratégia parcimoniosa: acompanhar e monitorar com cuidado a evolução dos achados clínicos e esperar para diagnosticar e intervir apenas quando isso for oportuno e comprovadamente eficaz. Assim evitamos tratamentos inúteis e ansiedades desnecessárias. Isso pode ser feito em diversas situações, como em achados incidentais de exames de imagem que não sejam esclarecidos pelos métodos disponíveis ou no caso de doenças cuja evolução clínica é incerta. Em algumas situações, remediar pode ser melhor do que prevenir.

O EXCESSO DE PRÉ-DOENÇAS

Um fenômeno recente na medicina é o das chamadas "pré-doenças". Trata-se de uma série de rótulos que os profissionais têm atribuído a indivíduos saudáveis, quase sempre com boas intenções e até mesmo com algum embasamento em evidências científicas, na tentativa de diagnosticar de forma precoce e muitas vezes antecipar o tratamento das doenças para evitar complicações maiores. Isso ocorre com o pré-diabetes, a pré-hipertensão, a pré-demência e a pré-obesidade, entre outros quadros que passamos a diagnosticar antes mesmo de que se manifestem clinicamente.

O que essas condições de pré-doença têm em comum é que foram criadas de forma artificial reduzindo-se os limiares que eram tradicionalmente usados para separar as pessoas saudáveis daquelas consideradas doentes. Por exemplo, a glicemia de jejum normal já foi de 140 mg/dL, mas o limite da normalidade foi gradualmente reduzido para 120, 110 e, agora, parcos 99 mg/dL. Não está claro que essa redução dos limites da normalidade tenha trazido benefícios para a população na obtenção de mais saúde ou qualidade de vida, mas está abundantemente claro que isso aumentou muitíssimo o número de indivíduos saudáveis e preocupados, a quantidade de pessoas que usam hipoglicemiantes orais antes mesmo de ter um diagnóstico de diabetes bem estabelecido e a quantidade de indivíduos assustados que lota as salas de espera dos consultórios médicos. É claro que sugerir a adoção de estilos de vida saudáveis pode ter impacto positivo, mas isso certamente poderia ser feito sem uma redução artificial dos valores e sem o uso do medo como estratégia de convencimento.

É sabido que muitas pessoas rotuladas como pré-doentes na verdade nunca evoluirão até o ponto de se enquadrar no diagnóstico daquela doença estabelecida. Muitos pré-diabéticos — de fato, a maioria deles — continuarão durante anos e anos com seus níveis glicêmicos normais ou discretamente alterados sem que isso represente uma ameaça significativa à sua saúde. Isso também é verdadeiro para os chamados pré-hipertensos, pré-dementes e assim por diante. De novo, a conduta mais sensata nesses casos talvez seja apenas realizar um bom aconselhamento sobre medidas de estilo de vida mais saudáveis e acompanhar o paciente de forma longitudinal para definir se a alteração detectada (a "pré-doença") é algo que está progredindo e que em algum momento pode necessitar de um rótulo diagnóstico e de tratamento. A pressa, aqui, apenas prejudica o paciente, pois impõe a ele todos os riscos do sobrediagnóstico e do sobretratamento, como a realização de exames desnecessários e o uso de medicamentos que podem ter efeitos colaterais. Mais do que nunca, a estratégia de prevenção quaternária se faz necessária.

O CEO É O LIMITE

Um ponto bastante discutido no que se refere às estratégias de prevenção são as chamadas campanhas de prevenção simbolizadas por datas ou meses que representam cada doença específica. Todos esses simpáticos meses coloridos aparentemente servem para reforçar a necessidade de as pessoas conhecerem e se precaverem com a realização de consultas e exames contra as mais diversas doenças. Os meses mais badalados são os conhecidos Outubro Rosa e Novembro Azul, respectivamente em alusão ao câncer de mama e ao câncer de próstata. Mas existe todo um arco-íris de meses de conscientização que não contam com o mesmo prestígio, como o Setembro Amarelo (suicídio), o Março Azul-Marinho (câncer colorretal), o Abril Azul (autismo), o Fevereiro Laranja (anemia e leucemia), o Maio Vermelho (câncer de boca), o Junho Amarelo (hepatites virais), o Março Amarelo (endometriose), o Fevereiro Roxo (lúpus, Alzheimer e fibromialgia), o Julho Verde (câncer de cabeça e pescoço), o Dezembro Laranja (câncer de pele) e tantos outros. Pode-se ver, pela repetição de itens, que já estão faltando cores e meses para tanta campanha de conscientização.

O problema é que as campanhas de conscientização não são absolutamente inofensivas, e nem sempre conscientizam tanto assim. Por um lado, elas têm o potencial de aumentar sobremaneira o número de exames realizados e, assim, o número de sobrediagnósticos e sobretratamentos. Uma pessoa que recebe o diagnóstico de anemia qualquer em pleno mês de fevereiro, por exemplo, tem mais chances de acreditar que está com leucemia e desencadear uma cascata de exames com consequências imprevisíveis. Da mesma forma, um indivíduo que descobre uma mancha no rosto em pleno mês de dezembro tem mais chances de achar que está com câncer de pele. Além de vivenciarem uma ansiedade gerada, que muitas vezes é desnecessária, essas pessoas podem ser submetidas a procedimentos que não teriam sido realizados em outras situações ou em outros meses do ano — e nada teria mudado na vida delas por causa disso.

Em uma situação ideal, todas as campanhas de prevenção seriam criadas e desenvolvidas por órgãos de saúde pública com base em dados científicos que determinassem de maneira inequívoca que a conscientização e o aumento do número de diagnósticos de determinadas doenças trariam benefícios para a população. O problema é que, muitas vezes, tais campanhas andam na contramão das evidências científicas, como no caso dos famosos

Outubro Rosa e Novembro Azul, pois cada vez mais as organizações que estudam e definem as indicações para o rastreamento de doenças — como a United States Preventive Services Task Force (USPSTF) — têm limitado tais indicações para a população geral. Para complicar ainda mais, não é incomum que essas campanhas de conscientização sejam patrocinadas por empresas que têm conflitos de interesse financeiros evidentes e que lucram (muito) com o aumento do número de diagnósticos, como hospitais, clínicas de oncologia ou a própria indústria farmacêutica que produz os medicamentos para tratar essas doenças. Ao que parece, o diretor executivo (CEO, sigla de Chief Executive Officer) dessas empresas pode ter mais influência nos rumos das estratégias de prevenção e das campanhas de conscientização do que as próprias autoridades de saúde pública. Talvez seja por isso que nunca veremos uma "campanha de conscientização contra a fome", que, além de ter uma solução muito mais barata e de representar uma vergonha para a humanidade, mata no mundo todo muito mais do que qualquer um desses cânceres passíveis de rastreamento e de tratamentos caríssimos.

Em resumo, a julgar pela melhor ciência disponível, é possível que as multicoloridas campanhas de prevenção e conscientização estejam colaborando para aumentar as taxas de sobrediagnóstico e sobretratamento de diversas doenças, o que está longe de ser um cuidado de saúde adequado. Uma saída para o problema, que em vários casos é defendida pela USPSTF e está em pleno acordo com a visão da Slow Medicine, é a utilização dos princípios da individualização e das decisões compartilhadas. Isso significa considerar o risco de cada paciente em relação à doença específica a ser (ou não) rastreada, bem como seus valores e preferências para uma decisão compartilhada, em vez de se aplicar cegamente as mesmas diretrizes clínicas para todas as pessoas.

O PARADOXO DA PREVENÇÃO

Em seu livro *O doente imaginado*, Marco Bobbio já nos lembrava que nenhuma intervenção médica, muito menos as nossas várias estratégias preventivas, evita a morte. Pode-se, na melhor das hipóteses, postergá-la por algum tempo, mas, como diz aquela lei de ferro da epidemiologia, todas as pessoas que nascem acabarão morrendo algum dia. É por isso que todas as nossas estratégias preventivas devem ser vistas com alguma ressalva, por melhores que sejam as intervenções e as nossas intenções. O paradoxo está no fato de que um rastreamento ou tratamento preventivo pode ter demonstrado benefícios em determinada população e ainda assim não ser benéfico para o paciente individualmente, podendo ser até mesmo prejudicial.

Em primeiro lugar, nenhuma intervenção preventiva deveria representar qualquer risco significativo, uma vez que elas costumam ser aplicadas em pessoas absolutamente saudáveis. Além disso, deveríamos tentar calibrá-las para evitar tanto os diagnósticos excessivos de achados que jamais trariam problemas (sobrediagnóstico) quanto as falhas de diagnóstico nos casos em que haja uma doença potencialmente grave e passível de tratamento (subdiagnóstico). Ocorre que isso nem sempre é fácil.

O médico Gilbert Welch divide os tipos de cânceres passíveis de ser descobertos nos exames de rastreamento em três grupos: tartarugas, coelhos e pássaros.[22] O grupo das tartarugas representa aqueles tumores que não evoluiriam de maneira significativa, mesmo que nunca fossem descobertos. Assim, sua descoberta costuma representar um sobrediagnóstico, embora seja verdade que vários casos de sobrediagnósticos desse tipo de câncer podem fazer que as estratégias de rastreamento pareçam muito efetivas, pois as taxas de cura são altíssimas (visto que tratamos doenças que não precisariam ser diagnosticadas nem tratadas). No outro extremo estão os cânceres que se comportam como pássaros. No momento do diagnóstico, eles já voaram e produziram metástases. Seu rastreamento, portanto, também não ajuda muito, pois acabamos descobrindo doenças que já se espalharam e têm poucas chances de cura. Os cânceres que, idealmente, deveriam ser alvo do rastreamento são aqueles que se comportam como coelhos, que podem andar rápido e se espalhar, mas ainda não o fizeram. Esses são os casos em que as pessoas podem se beneficiar com o rastreamento, pois teriam a chance de tratar precocemente um câncer que, de outro modo, logo teria se espalhado pelo organismo. Nosso problema é que não é fácil definir o comportamento de um câncer no momento do diagnóstico, e assim acabamos tratando as tartarugas que encontramos como se fossem coelhos.

De certo modo, também precisamos recalibrar as nossas expectativas e entender melhor o processo de prevenção proposto pela medicina atual e pelos diversos rastreamentos de doenças. Cada um deles se concentra em uma única causa de doença, que pode ser ou não letal. Na melhor

---

22. WELCH, H. Gilbert. *Less medicine – More health*. Boston: Beacon Press, 2015.

das hipóteses, um rastreamento sistemático bem aplicado pode reduzir a mortalidade por aquela doença específica, mas não costuma ter qualquer efeito significativo na mortalidade geral. Isso pode fazer diferença quando a pessoa tem um risco bastante alto de desenvolver uma doença ou câncer específico, como um histórico de casos na família ou determinada mutação genética que a predisponha a essa doença. O mesmo não ocorre na população geral, na qual a chance de um indivíduo morrer por aquela doença específica é bem menor e, logo, o benefício do rastreamento é bastante reduzido. Isso porque, como vimos no caso clínico no início do capítulo, as causas de mortes são imensamente variadas e imprevisíveis. Mais do que nunca, o princípio da individualização dos cuidados é importante também na decisão sobre o rastreamento das diversas doenças.

EQUILÍBRIO E BOM SENSO

As variadas estratégias de prevenção são uma parte importantíssima da atividade médica. O problema é que, como vimos, elas parecem estar um pouco desequilibradas. É aqui que a visão moderada e a aplicação dos princípios da Slow Medicine podem fazer toda diferença. Em primeiro lugar, nossas expectativas em relação aos possíveis benefícios devem ser recalibradas, o que pode ser feito reconhecendo-se o nível de risco de cada pessoa para a doença específica a ser testada, seus valores e preferências, bem como a sensibilidade e especificidade de cada teste a ser ou não aplicado.

Além disso, sempre que possível devemos buscar informações científicas sobre as indicações dos vários tipos de rastreamento de doenças em organizações que sejam menos propensas a conflitos de interesse. Alguns exemplos são a USPSTF, o National Institute of Health and Care Excellence (Nice) e a própria Cochrane ou a Choosing Wisely. No Brasil, essas informações podem ser obtidas no Ministério da Saúde e no Instituto Nacional do Câncer (Inca), entre outros. A tendência é a de que essas fontes, por terem uma visão geral da saúde das pessoas, tragam informações mais equilibradas do que as orientações das sociedades de cada especialidade médica.

Outra questão importantíssima é jamais descuidarmos das formas de prevenção primordial de doenças. É fácil nos perdermos no emaranhado de diretrizes e protocolos e nos esquecermos de lutar por melhores condições de vida, trabalho e moradia, por alimento e água sem contaminantes tóxicos, por um ar realmente puro, por cidades com mais espaços para pedestres e ciclistas, pela criação de mais áreas verdes nas cidades e assim por diante. É esse o tipo de estratégia de prevenção que tem maior eficiência e mais potencial de trazer benefícios para todos nós. E sim, nós, médicos, temos um papel importantíssimo nessa busca de melhores condições de vida para todos.

RESUMINDO

As diversas estratégias de prevenção são fundamentais para a Slow Medicine. É importante lembrar que, além dos três níveis tradicionais de prevenção (primária, secundária e terciária), existe a prevenção quaternária, cujo objetivo é reduzir os excessos da medicina que acabam desequilibrando a oferta de cuidados e tirando-os de quem mais precisa para dar a quem já tem demais. Além disso, não podemos nos esquecer jamais da prevenção primordial, que de certa forma é a única prevenção verdadeira e tem potencial para melhorar a nossa vida. Por fim, as decisões relativas a medidas preventivas deve ser feita sempre considerando os princípios da individualização e da decisão compartilhada.

Práticas integrativas e complementares em saúde (Pics)

MUITO ALÉM DA MEDICINA CONVENCIONAL

Afonso, 48 anos, marca consulta com um ortopedista devido a uma incômoda dor lombar que vinha atrapalhando sua vida havia alguns meses. Após um exame físico direcionado à coluna, o médico solicitou uma ressonância magnética das vértebras lombares e receitou um anti-inflamatório. Afonso retornou duas semanas depois com o resultado do exame e com dor de estômago, causada pelo uso do anti-inflamatório. O médico explicou que ele tinha uma artrose na coluna e que a dor poderia melhorar com cirurgia, mas não havia garantias de sucesso. Encaminhou Afonso para a fisioterapia, receitou um protetor de estômago para a gastrite medicamentosa e o orientou a evitar os anti-inflamatórios, receitando codeína para a dor. Afonso saiu da consulta angustiado, tanto pela necessidade da cirurgia quanto pelo uso de opioides para o alívio da dor.

Alguns dias depois, revelando a um amigo suas angústias, ouviu dele a sugestão de procurar um acupunturista que tinha ajudado sua mãe quando ela teve artrose no joelho. Um pouco descrente, mas ainda assustado com a opção dada pelo ortopedista, Afonso marcou uma consulta com o acupunturista. A consulta foi surpreendente. O médico perguntou sobre detalhes da dor, sobre seus hábitos de vida, suas limitações e os medicamentos que usava. Realizou um exame físico completo não apenas da coluna, mas também da sua marcha e do quadril. Explicou como funcionava a acupuntura, que resultados poderiam obter, e indicou duas sessões por semana até que a dor melhorasse. Sugeriu, ainda, que Afonso tentasse praticar alongamentos ou pilates, além de orientá-lo a perder um pouco de peso, que poderia estar contribuindo para a dor. Iniciaram o tratamento naquele mesmo dia.

No dia seguinte, Afonso já sentiu alguma melhora na dor. Animado, procurou uma nutricionista que o ajudasse a perder os quilos indesejados. Após duas semanas do início da acupuntura, as dores tinham diminuído

80%. Afonso iniciou aulas de pilates, perdeu seis quilos e viu sua vida voltar à funcionalidade confortável de antes. Nunca mais voltou ao ortopedista.

AS PICS

As práticas integrativas e complementares em saúde (Pics) são tratamentos que utilizam recursos terapêuticos baseados em conhecimentos tradicionais, como a medicina chinesa, o aiurveda, a medicina indígena brasileira e a medicina tibetana, entre outras. Estamos falando de práticas utilizadas por seus povos há milênios e fortemente inseridas em sua cultura. O processo pelo qual tais práticas são desenvolvidas e adotadas de modo geral não envolve os grandes estudos clínicos randomizados aos quais o método científico atual está habituado, realizados com milhares de pacientes, e por isso é comum que profissionais de saúde formados à luz da ciência convencional olhem com certo menosprezo ou desconfiança para as práticas interativas e complementares em saúde. Mesmo assim, vários estudos demonstram que entre 25% e 50% dos pacientes crônicos utilizam pelo menos uma dessas práticas em paralelo com os tratamentos convencionais, e pelo menos metade deles esconde isso de seus médicos. Ou seja: acreditemos ou não nas Pics, elas fazem parte da vida dos nossos pacientes e, portanto, precisamos conhecê-las.

As ressalvas dos médicos em relação à adoção das Pics provavelmente se devem ao formato atual da nossa assistência à saúde. A adoção da medicina baseada em evidências (**MBE**) como pilar central da medicina moderna agregou eficácia e segurança à prática assistencial, mas o tripé em que ela se apoia (dados científicos + experiência do profissional + valores e expectativas dos pacientes) fica restrito apenas à dureza e à impessoalidade dos dados científicos, resultando na preconização do uso engessado de diretrizes de conduta sem qualquer espaço para estratégias provenientes de outros tipos de conhecimento. Além disso, a medicina convencional tem dificuldade em aceitar que parte significativa de suas condutas não é embasada em evidências científicas de alta qualidade. Ainda assim, as Pics são frequentemente vistas como charlatanices ou placebos, o que desencoraja os pacientes a falar sobre elas com os médicos e leva à sua subutilização pelos profissionais de saúde em geral.

A Slow Medicine entende que conhecimentos milenares devem ser respeitados. Negligenciar sua utilidade baseando-se em preconceitos pessoais é arrogância. Restringir seu uso às práticas analisadas em grandes estudos randomizados pode privar pacientes de benefícios importantes (como observamos no caso descrito no início deste capítulo). A questão não está em acreditar ou não nas Pics, em aceitá-las ou não como práticas úteis, e sim em utilizar o bom senso: nem todas as Pics são eficazes ou seguras, mas várias delas podem nos ajudar a melhorar a vida dos nossos pacientes.

QUANDO AS PICS SÃO UM RISCO

É bem verdade que há muita confusão em torno das Pics. Como em todas as áreas da saúde, existem profissionais (e até mesmo leigos) que se utilizam de práticas não convencionais para "tratar" seus pacientes, ignorando por completo eventuais riscos (físicos, emocionais e financeiros) em nome de seus ganhos pessoais. Não é incomum encontrarmos novos tratamentos "revolucionários", por vezes inventados por seus adeptos, cuja pretensa eficácia se baseia em relatos pessoais de sucesso e na crença ingênua daqueles que se submetem a eles. As estratégias mirabolantes vão de enemas retais de café à infusão de azul de metileno endovenoso, de pedras tântricas à auto-hemotransfusão — e assim por diante. E sim, todas são indiscriminadamente batizadas de Pics por seus adeptos, o que contribui para o preconceito em relação a elas. Nesse cenário sombrio, o grande campo de atuação das Pics acaba se tornando um terreno fértil para charlatanices e exploração da boa-fé alheia, e esse talvez seja o maior risco associado a essas práticas. Precisamos separar o joio do trigo.

Não é tão difícil identificar quando uma terapia colocada sob a alcunha das Pics é, na verdade, ilusória ou até perigosa. Em primeiro lugar, é importante compreender que as Pics que podem ser consideradas na abordagem dos nossos pacientes em geral derivam de conhecimentos milenares e culturalmente sólidos, e não de técnicas inventadas por alguém ou por um pequeno grupo que baseia suas descobertas em crenças pessoais, teorias não comprovadas e dados de procedência duvidosa. Outro ponto importante é que as "boas" Pics geralmente dispõem de dados científicos a seu favor, ainda que não tenham a solidez dos grandes estudos clínicos da indústria farmacêutica. Tais estudos permitem que sua segurança e suas limitações sejam avaliadas, ainda que sua eficácia possa ser mais difícil de se comprovar. Por último, mas não menos importante, os tratamentos enganosos costumam ser alardeados como capazes de resultados miraculosos, rápidos e sem riscos, o que em geral não acontece com as práticas tradicionais sérias. Essa propaganda sedutora fala alto ao coração das pessoas, em especial às que têm experimentado a frieza da medicina moderna, na qual o tempo para a escuta e a reverência pela capacidade curativa do próprio corpo foram decepados da prática assistencial. É difícil para alguém que não encontra acolhimento e alívio na medicina convencional resistir a esse apelo. Enxergando esse risco, cabe aos profissionais de saúde identificar e alertar seus pacientes de forma empática e honesta sobre ele.

Descartando-se as terapias "invencionistas" e mal-intencionadas, que devem ser combatidas com veemência por meio da informação respeitosa de qualidade aos pacientes, mesmo as Pics que derivam de conhecimentos milenares respeitáveis podem lhes oferecer algum grau de risco, e cabe aos profissionais de saúde conhecê-lo. Os riscos físicos são, é claro, os mais óbvios, mas se mostram pouco frequentes. Desconfortos ou lesões associadas a determinadas Pics costumam ser leves e facilmente manejáveis. Já eventuais malefícios psíquicos podem ser mais difíceis de identificar, como ansiedade exacerbada por sessões de meditação, por exemplo. Conhecer esses riscos pode nos guiar na orientação dos pacientes, ajudando-os a avaliar os reais benefícios de forma mais criteriosa. É sempre bom lembrar que os pacientes costumam utilizar Pics com ou sem o conhecimento e a anuência de seus médicos. Se formos capazes de estabelecer uma boa relação de confiança para que eles compartilhem o uso das práticas, o mínimo que podemos fazer é orientá-los de forma adequada.

Outro risco inerente às Pics é o abandono dos tratamentos convencionais. Dependendo das crenças e do quadro clínico do paciente, a decisão de interromper um tratamento cientificamente comprovado e eficaz para se dedicar exclusivamente às Pics pode resultar em prejuízos à sua saúde, em especial porque essa decisão costuma ser tomada quando a relação médico-paciente é frágil. O cenário ideal é aquele em que o paciente pode se beneficiar de ambas as estratégias, sem ter de optar por uma delas. O abandono do tratamento só pode ser evitado se a relação entre médico e paciente for de confiança mútua, honestidade e parceria. Isso só é possível quando os princípios *slow* de tempo, individualização e autonomia são respeitados e cultivados.

SE NÃO FAZ BEM, MAL TAMBÉM NÃO FAZ

A máxima "se não fizer bem, mal não há de fazer" já foi responsável por grandes catástrofes no campo da saúde. São inúmeras as histórias de pessoas que se utilizaram de medicamentos, ervas, dietas e tantas outras estratégias que lhes pareciam absolutamente inócuas e terminaram prejudicando a si mesmas. Com as Pics não é diferente. Embora os riscos à saúde sejam pequenos e às vezes até nulos, é importante lembrar que o motivo para adotarmos qualquer tipo de tratamento ou estratégia é melhorar nossa saúde, e não evitar efeitos colaterais (se o objetivo fosse evitá-los, bastaria não adotá-los).

Ainda assim, o ímpeto de "pelo menos tentar" pode levar as pessoas a buscarem terapias pouco vantajosas, cujo risco é nebuloso. O prejuízo financeiro é um desses riscos, e pode acarretar outras consequências deletérias. Imagine um paciente com uma doença grave, incurável, caminhando para sua fase final de vida. Ele é aconselhado por familiares a adquirir um pacote de Pics voltadas para a melhora da sua qualidade de vida que inclui acupuntura, ioga e meditação. No entanto, para desfrutar dessas práticas, é necessário que ele se desloque da sua casa à clínica duas vezes por semana — o que, além de resultar em gastos relacionados ao transporte, também lhe causa desconforto físico. Com os recursos financeiros investidos no pacote de Pics e nos gastos que o orbitam, fica mais difícil para ele contratar os serviços de um cuidador domiciliar, que poderia ser mais útil nessa fase (olha o prejuízo escondido aí!). Veja que a questão não diz respeito às Pics em si: acupuntura, ioga e meditação costumam ser úteis em diversos contextos, inclusive na fase final da vida. Mas, num cenário onde os recursos financeiros não são infinitos, elas podem ocupar um espaço que seria mais bem empregado com outras estratégias. É preciso lançar mão do bom senso e priorizar o que nos é mais importante.

Uma boa estratégia para minimizar eventuais prejuízos é a análise criteriosa de seus benefícios. Imagine um paciente que expressa desejo e curiosidade de adotar, digamos, a aromaterapia como estratégia para reduzir sua ansiedade. Após uma conversa franca e empática com seu médico, eles podem chegar a um consenso: o paciente tentará utilizar a técnica por algumas semanas, e eles avaliarão juntos se houve melhora do quadro ansioso. Se após esse tempo a percepção do paciente for de que realmente houve ganho, eles poderão ponderar juntos se ele notou algum prejuízo (seja social, financeiro, emocional ou qualquer outro) e definir se vale a pena seguir com a aromaterapia ou não. Simples assim. Diálogos honestos e respeitosos sempre aumentam as chances de bons resultados.

QUANDO AS PICS SÃO AUXÍLIO

As Pics têm um longo histórico (milênios de história, para sermos mais exatos) de auxílio quando o assunto é melhorar a qualidade de vida e promover a saúde. Elas constituem estratégias de baixo risco — em geral, de baixo custo — e seus resultados variam de acordo com as condições clínicas, as crenças e os valores pessoais. Mas, de forma geral, é justo afirmar que essas práticas costumam estimular o autocuidado e a adoção de bons hábitos de vida, o que está fortemente alinhado com os princípios da Slow Medicine. Elas são capazes de melhorar a qualidade do cuidado e as relações humanas, resgatando laços de empatia, compaixão e respeito mútuo. Essa é a base essencial da maioria dessas práticas, o que as torna uma boa opção para otimizar as estratégias convencionais de cuidado, hoje tão endurecidas e impessoais.

São vários os cenários em que as Pics podem auxiliar os profissionais a melhorar a saúde de seus pacientes, e não é o escopo deste livro descrevê--los, mas nos cabe sugerir que as principais indicações para seu uso sejam conhecidas dos profissionais em suas áreas de atuação. O desconhecimento de estratégias potencialmente benéficas pode privar nossos pacientes de um cuidado mais integral e eficaz. A questão, aqui, é que não precisamos colocar as Pics na mesma categoria dos tratamentos convencionais. Se estamos diante de um paciente com hipertensão arterial grave, por exemplo, é nossa obrigação ética e profissional indicar o tratamento medicamentoso mais adequado e fazer o que estiver ao nosso alcance para promover a adesão a ele. Por outro lado, podemos sugerir que, além de fazer o tratamento medicamentoso, ele utilize Pics que atuem em outras áreas de sua vida e possam contribuir para o controle da pressão. Tudo depende das expectativas e dos valores desse paciente. Não se trata de uma obrigação profissional, e sim de uma possibilidade complementar: o melhor dos dois mundos em prol do paciente.

COMO UTILIZAR AS PICS SEGUNDO A SLOW MEDICINE

A linha mestra da incorporação das Pics como ferramenta terapêutica parte do princípio de que não devemos menosprezar estratégias potencialmente úteis aos pacientes apenas por serem originárias de um contexto cultural e científico diferentes dos convencionais. Porém, essa premissa tem limites bem claros, que objetivam otimizar os benefícios aos pacientes ao mesmo tempo que os protegem de malefícios e ilusões.

Embora uma infinidade de estratégias não convencionais venha sendo incluída no grande guarda-chuva das Pics, é sensato e respeitoso restringir sua adoção com alguns critérios bastante simples:

1. Preferencialmente, quando dispomos de evidências científicas sólidas consistentes com sua eficácia e segurança.
2. Na ausência de evidências científicas sólidas, desde que:
   » não ofereçam riscos à saúde do paciente;
   » sejam coerentes com os valores, expectativas e crenças do paciente;
   » não acarretem prejuízos (de ordem emocional ou financeira, por exemplo).

É sempre bom ressaltar que as Pics que têm como base conhecimentos milenares e evidências científicas também são praticadas de forma alinhada com princípios essenciais da Slow Medicine: tempo, individualização, conceito positivo de saúde, qualidade de vida, autocuidado/autonomia e prevenção. Tais práticas devem ser regidas pelos mesmos preceitos éticos de qualquer assistência a um paciente, o que pressupõe que os profissionais que as aplicam devem ter capacitação adequada e profunda compreensão de sua responsabilidade perante os pacientes.

Uma boa relação entre o profissional da saúde e seus pacientes é essencial para que a eventual adoção de Pics seja feita com sensatez e eficácia. O objetivo é extrair o máximo de benefícios possível das estratégias disponíveis, e isso inclui o pré-requisito de que o profissional tenha a humildade de compreender que há saberes que transcendem a ciência convencional. Abrir mão desses saberes pode ser um desperdício de qualidade da assistência.

RESUMINDO

A adoção de Pics como parte das estratégias assistenciais é respeitada e até encorajada pela Slow Medicine, desde que o bom senso, o cuidado e a valorização dos valores e expectativas dos pacientes sejam o fio condutor do processo.

Segurança

"SEGURO MORREU DE VELHO"

Manoel já passava dos 90 anos quando se lembrou dessas histórias. Contava ele que o melhor remédio para um homem era uma vida feliz e um bom médico de confiança. E ele tinha as duas coisas. Era bem casado havia quase 70 anos com a dona Jacira e não tinha do que se queixar. Trabalhara durante muito tempo no que gostava, como professor, e formara uma bela família com filhos, netos e bisnetos que enchiam a casa de alegria. Também contava, havia mais de duas décadas, com o apoio de seu médico de confiança sempre que necessário. Sabia que o dr. Franco estava sempre ali quando precisasse dele para resolver qualquer problema, ou simplesmente para compartilhar sua opinião sincera sobre questões ligadas à saúde do seu Manoel ou de outros membros da família.

Ao longo de todo esse tempo de relação médico-paciente intensa e profunda, não foram poucas as vezes em que seu Manoel precisou recorrer às sábias palavras do dr. Franco. Em certa ocasião, Manoel havia consultado um outro profissional para esclarecer um aperto no peito que o incomodava. Já na primeira consulta, sem nem mesmo tentar conhecer a história do paciente, o médico logo indicou a realização de exames cardíacos invasivos com vistas a realizar um cateterismo cardíaco com a colocação de stents nas coronárias. Achando aquilo tudo muito apressado e esquisito, Manoel não decidiu nada na hora. Deu um jeito de ganhar um tempo e foi pedir a opinião do dr. Franco, que sabia da história de vida e dos problemas pelos quais Manoel e sua família passavam na época. Manoel estava mesmo era angustiado, e não exatamente doente. Bastaram alguns minutos de conversa para que a situação fosse esclarecida e para que Manoel ficasse aliviado e deixasse de sentir o tal aperto no peito. Isso já faz mais de 20 anos, o que deixa Manoel bastante seguro quanto à decisão tomada e ao apoio dado por seu médico e amigo de longa data. Um tempo depois, ficaram sabendo que aquele outro médico era *conhecido por exagerar na dose de procedimentos e dispositivos implantados, nem sempre de maneira facilmente justificável.*

Em outra ocasião, a coisa foi um pouco diferente. Seu Manoel estava viajando pelo interior com a família quando foi acometido por uma dor abdominal aguda que o obrigou a ir ao pronto-socorro. Os exames indicaram a alta possibilidade de uma apendicite complicada por perfuração, e os médicos da cidade onde Manoel estava indicaram a exploração cirúrgica ali mesmo, devido à gravidade do caso. Manoel, novamente, fez questão de ligar para o dr. Franco para saber a opinião dele. Nesse caso, o dr. Franco estava de pleno acordo com os médicos locais: o quadro era grave, e a alternativa mais segura era a remoção cirúrgica do apêndice ali mesmo – exatamente o que foi feito. Manoel perdeu alguns dias de férias, mas ganhou vários anos de vida.

Como essas, existiram outras situações em que a presença e a franqueza do médico de confiança fizeram toda a diferença na vida de seu Manoel. Era como o dr. Franco costumava dizer: segurança não implica ficar parado e não fazer nada, mas tomar as decisões com a serenidade necessária sempre que o tempo permitir. E, quando possível, com a ajudinha de um médico de confiança. Assim, os dois seguiram com essa bela relação enquanto a vida permitiu.

SEGURANÇA

Segurança é aquela coisa que nos protege contra todo e qualquer tipo de perigo que ameace a nossa integridade. É aquela sensação de que nada ruim pode nos acontecer. É também aquela condição de estabilidade em que estamos livres de qualquer tipo de risco ou incerteza. De certa forma, a segurança absoluta não passa de uma ilusão. Isso porque nossa vida é inerentemente arriscada, sobretudo se quisermos ter uma existência intensa e que valha a pena.

Em termos de saúde, a nossa insegurança é ainda mais evidente. Se viver é arriscado, adoecer é muito mais. Nunca sabemos com certeza o desfecho das doenças. Também não podemos ter certeza absoluta quanto ao efeito de um tratamento em determinado indivíduo, mesmo que esse mesmo tratamento tiver se mostrado benéfico em um grupo de pessoas nos estudos clínicos.

A busca da segurança em relação à nossa saúde talvez tenha muito mais que ver com a busca de certo equilíbrio positivo entre benefícios e riscos, no sentido de minimizar estes e tentar maximizar aqueles. E isso nem sempre é fácil. Para se alcançar um equilíbrio positivo, é preciso tomar decisões muitas vezes difíceis e que demandam tempo e conhecimento. É por isso que o tempo e a relação médico-paciente são tão importantes para essa busca de segurança no que concerne à saúde.

PRIMUM NON NOCERE

O mais famoso preceito hipocrático — em primeiro lugar, não causar dano ao paciente — está ligado à questão da segurança em saúde, embora nem sempre seja adequadamente compreendido. É preciso lembrar que toda intervenção médica traz consigo um potencial para causar dano, de um simples comprimido a um procedimento cirúrgico mais invasivo. O problema é que, como já dissemos, as doenças também comportam riscos, às vezes enormes.

Assim, o preceito hipocrático se refere mais a não causarmos um dano deliberado ao paciente, como quando indicamos determinada intervenção médica que já demonstrou ser prejudicial em estudos ou em casos clínicos como o do paciente que estamos tratando. Também podemos entender esse preceito hipocrático como a necessidade de evitarmos determinadas intervenções quando não existir um equilíbrio adequado entre seus riscos e benefícios. Assim, um medicamento com prováveis efeitos colaterais pode ser indicado para um paciente com uma doença aguda grave, mas o mesmo remédio pode fazer mal a uma pessoa assintomática que o utilize para prevenir algum desfecho improvável em um futuro distante. Da mesma forma, a introdução de um cateter até o coração para desobstruir as coronárias de alguém assintomático pode ser uma conduta bastante inadequada, embora o mesmo procedimento possa salvar a vida de um paciente que chega à emergência com dor torácica aguda por um infarto do miocárdio.

Esses exemplos deixam claro que a segurança não é alcançada por meio da abstenção de todas as intervenções médicas, mas por decisões equilibradas, tomadas com sabedoria, sobre quando intervir e quando se abster da intervenção. Os benefícios precisam necessariamente compensar os riscos. A preocupação excessiva com a segurança poderia nos levar a um tipo de paralisia que também é prejudicial. Assim, a máxima hipocrática do *primum non nocere* nos lembra de que jamais devemos causar qualquer dano deliberado ao paciente, embora tenhamos de reconhecer que em certas situações uma dose de incerteza e insegurança poderá salvar a vida dele. Tal nível de discernimento exige bastante experiência clínica e nem sempre é fácil de alcançar, mas todos sabemos que fazer uma boa medicina está longe de ser algo fácil. E talvez por isso mesmo essa seja uma das profissões que mais oferecem a sensação de plenitude e realização pessoal.

ERRAR É HUMANO

Outra máxima muito conhecida que, infelizmente, também está presente na medicina é aquela que nos lembra de que errar é humano. Claro que isso não deve servir de justificativa para metermos os pés pelas mãos e tomarmos decisões claramente inadequadas em relação à saúde dos pacientes. Mas é verdade que o erro é intrínseco à vivência humana e que só não erra quem nada faz. Aliás, em especial na área da saúde, mesmo quem nada faz pode estar incorrendo em erro, pois às vezes a inação é tão ou mais prejudicial que a ação. Existem pessoas que acreditam nunca ter errado, mas isso provavelmente se deve mais à falta de autocrítica ou ao excesso de arrogância do que a uma infalibilidade verdadeira.

As condições de trabalho dos profissionais de saúde não contribuem muito para evitar erros: trabalhar por horas a fio com pacientes em sofrimento agudo e sob a pressão constante do tempo e de gestores insensíveis não é exatamente o melhor ambiente para tomar decisões importantes que podem ter impacto decisivo sobre o desfecho da saúde das pessoas. É por isso que as decisões mais importantes que envolvam a saúde devem, sempre que possível, ser tomadas com serenidade e em um ambiente adequado.

Se errar é humano, aprender com os erros pode ser divino. Como profissionais, estamos constantemente aprendendo com nossos erros e acertos. Isso faz que, em geral, seja mais seguro seguir os conselhos de um profissional que já tenha vários anos de experiência, e não os de alguém que ainda está aprendendo a dominar determinada intervenção. O mesmo vale para a prescrição de remédios e os procedimentos cirúrgicos: o tempo é o grande fator a depurar todas as novidades terapêuticas da medicina. De modo geral, uma intervenção médica que já tem vários anos de uso e continua sendo amplamente utilizada tende a ser muito mais segura do que uma novidade recém-lançada, que ainda está sendo avaliada e corre o risco de se mostrar prejudicial em pouco tempo.

QUEIJO SUÍÇO É UMA DELÍCIA

A medicina tem se preocupado cada vez mais em tentar aumentar a segurança de suas intervenções e minimizar os riscos para os pacientes. Nesse sentido, pegou uma ideia emprestada da área da aviação civil, que tem um importante histórico de melhorias na segurança. Essa preocupação com segurança na aviação não ocorre porque os acidentes aéreos sejam comuns, mas porque eles costumam ser catastróficos. Assim, para melhorar a segurança na aviação — ou na medicina —, uma das ótimas ideias é o uso da lógica do queijo suíço.

Além de serem deliciosos, os queijos suíços têm inúmeros furos em seu interior. Assim, ao fatiarmos o queijo, ficamos com fatias cheias de furos. Se fizermos uma analogia das fatias furadas de queijo suíço com as etapas dos processos médicos, fica fácil entender essa lógica: cada etapa dos processos médicos, infelizmente, é cheia de furos. A ideia do queijo suíço na área da saúde é utilizar a redundância como medida de proteção e juntar várias fatias para evitar que eventuais furos em etapas intermediárias prejudiquem o paciente ao final do processo.

Imagine que um médico prescreve um medicamento para o paciente em um hospital. Atualmente, é provável que ele o faça em um sistema de prescrição eletrônica, o qual, embora não seja infalível, tende a ser mais seguro do que os tradicionais garranchos que deram fama à nossa caligrafia. A prescrição é enviada à farmácia e processada, e o medicamento é liberado. Depois disso, o remédio é levado até o setor do hospital onde o paciente se encontra. Alguém da equipe de enfermagem recebe o remédio, confere a prescrição e prepara a dose a ser administrada. Em seguida, o técnico de enfermagem se dirige até o quarto do paciente para aplicar o medicamento.

Mesmo essa sequência bastante simplificada de etapas já é extensa e pode apresentar vários furos, ou erros. O médico pode ter se equivocado ao prescrever o medicamento ou a dose para o paciente. Pode haver a dispensação de uma dose errada por um engano da farmácia. O técnico de enfermagem pode ter encontrado alguém ou ter sido chamado para uma emergência no caminho até o quarto do paciente, o que poderia levar a trocas de medicamentos. Isso sem falar em problemas relacionados à própria administração dos medicamentos por vias diferentes daquela prescrita pelo médico. O que nos importa é a percepção de que ninguém é infalível, de que o acaso está constantemente agindo de maneira imprevisível e de que a medicina tenta reduzir ao máximo esses riscos, embora saibamos que a ausência total de riscos é uma ilusão. E, para lidar com essas possibilidades de erro, que podem ser previsíveis ou totalmente imprevisíveis, a lógica redundante do queijo suíço cai muito bem.

OS RISCOS DO MARKETING

O marketing permeia a medicina em todas as suas instâncias. Os médicos anunciam os seus serviços visando obter mais pacientes ou realizar mais procedimentos. Enquanto isso, a indústria de exames diagnósticos promete escarafunchar cada centímetro de nosso corpo sem qualquer risco e descobrir doenças antes que elas se manifestem. Já a indústria farmacêutica insiste em anunciar cada novo medicamento desenvolvido como a cura para alguma doença que ameaça a população, embora já tenham sido inventados inúmeros tratamentos "infalíveis". Essas e outras formas de marketing têm em comum o fato de aumentarem a clientela dos serviços de saúde. Porém, pouco se fala que esse tipo de marketing aumenta os riscos para os pacientes.

Em um mundo ideal, apenas aqueles que de fato precisassem seriam submetidos a exames e tratamentos médicos. Ao aumentarem o número de clientes e consumidores de serviços médicos, essas formas de marketing acabam desequilibrando a equação de riscos *versus* benefícios definida para as diversas intervenções médicas a partir de estudos clínicos. Ao transformar cada vez mais pessoas saudáveis e assintomáticas em consumidores de intervenções médicas, o marketing aumenta a proporção de indivíduos submetidos desnecessariamente a exames e tratamentos e, assim, a proporção de sobrediagnósticos e de sobretratamentos.

Outro problema sério é que a maior proporção de pessoas saudáveis expostas a intervenções médicas em virtude das estratégias de marketing aumenta o número de indivíduos que precisam ser tratados para que algum deles seja beneficiado por determinada intervenção. Ao tratarmos apenas os pacientes de maior risco para determinado desfecho ruim, teremos uma proporção muitíssimo maior de pessoas beneficiadas do que se oferecermos a mesma intervenção àquelas de risco baixo.

Assim, o marketing funciona como um insuflador artificial do número necessário para tratar (NNT), que pode ser prejudicial não apenas individualmente, mas para as populações e os próprios sistemas de saúde. O mesmo raciocínio pode ser aplicado ao número de pessoas que precisam ser submetidas a determinado exame de rastreamento para que se evite um desfecho desfavorável naquela população — número necessário para rastrear (NNR). Ou seja, a imensa maioria dessas pessoas tratadas ou rastreadas em consequência do marketing — e não por apresentarem sintomas ou alto risco de doença — não vê nenhum benefício com as intervenções, mas continua correndo todos os riscos inerentes ao uso de medicamentos e à realização de exames.

Trata-se de uma engrenagem gigantesca, na qual se cria uma espécie de "medicina do medo". Seu principal objetivo não é aumentar a saúde das pessoas, mas estimular seu medo de adoecer. Poucas coisas são tão eficazes quanto o medo para nos induzir a consumir, e isso vale para o mercado de seguros, a instalação de câmeras de segurança em casa e o uso de medicamentos e serviços de saúde.

QUEM NÃO É VISTO NÃO É LEMBRADO

Costumamos relacionar a questão da segurança em saúde com aquelas manchetes cheias de sensacionalismo que volta e meia ganham destaque nos noticiários. Em uma delas, um homem jovem recebe inadvertidamente uma megadose de antiarrítmicos e acaba tendo uma parada cardíaca que o deixa em estado vegetativo. Em outra manchete, um infeliz tem amputada a perna errada. Isso sem falar nos casos de charlatanismo descarado cada vez mais frequentes nas redes sociais. Ocorre que esses casos bizarros e estridentes representam apenas uma pequena porcentagem dos erros relacionados aos cuidados de saúde a que os pacientes estão expostos.

O médico e escritor americano Robert Wachter[23] é especialista em segurança do paciente. Segundo ele, a imensa maioria dos erros relacionados com a assistência à saúde não ganha destaque na mídia e é causada por profissionais bem-intencionados que tentam verdadeiramente ajudar os pacientes. Porém, como esses erros "menores" são responsáveis por uma proporção enorme de eventos clínicos indesejáveis, eles representam uma grande ameaça para a segurança da população e causam muito mais mortes do que os casos mostrados nos jornais. Entre esses erros estão coisas aparentemente comuns, como a administração de medicamentos trocados, as reações alérgicas evitáveis e os diagnósticos médicos equivocados.

---

23. WACHTER, Robert. *Compreendendo a segurança do paciente*. Porto Alegre: Artmed, 2010.

Evitar as grandes charlatanices médicas nas redes sociais é algo relativamente simples, que qualquer pessoa sensata e precavida consegue fazer. Nosso maior problema consiste em tentar reduzir ao máximo aqueles erros menos visíveis associados aos cuidados de saúde e que sejam evitáveis. Isso continuará exigindo muito trabalho dos administradores de hospitais e de profissionais de saúde e um grande investimento em tecnologias e treinamentos, além de demandar mudanças culturais e uma conscientização crescente da sociedade.

O PARADOXO DO TREINAMENTO MÉDICO

A formação adequada de profissionais de saúde traz consigo um paradoxo enorme: como ninguém nasce sabendo realizar os diversos procedimentos médicos, os profissionais em formação têm de aprender a realizá-los nas próprias pessoas atendidas. Todos gostaríamos de ser atendidos apenas por profissionais que já tenham experiência em determinado procedimento. O problema é que a experiência só pode ser obtida após a repetição de vários procedimentos pelo profissional, sabendo que suas habilidades — e, consequentemente, a taxa de sucesso dos procedimentos realizados — devem aumentar proporcionalmente ao número de repetições.

Essa melhora gradual na taxa de sucesso dos procedimentos obedece à lógica do que chamamos de *curva de aprendizado*. É por isso que devemos demonstrar uma boa dose de ceticismo em relação às novidades milagrosas da ciência. Mesmo quando as novidades são realmente boas, existe um lapso de tempo às vezes bem grande entre o surgimento de uma nova tecnologia e o seu completo domínio pelos profissionais que passam a aplicá-la. Na imensa maioria das vezes, deve-se aguardar até que a novidade tecnológica se transforme em prática habitual ou optar por alternativas igualmente eficazes que já tenham sido dominadas pelos profissionais.

No campo do ensino e do treinamento dos profissionais, espera-se que os novatos que realizam procedimentos pela primeira vez estejam sempre assessorados por professores ou por outros profissionais mais graduados e experientes. Como nem todas as novidades científicas podem ser aprendidas e treinadas em manequins ou simuladores virtuais, sempre haverá situações que envolverão um profissional novato e um paciente de carne e osso. Tais situações devem sempre colocar a segurança do paciente em primeiro lugar. Mas é importante lembrar que todos os bons profissionais de hoje já foram novatos que tiveram oportunidade de treinar e alcançar a excelência.

MENOS É MAIS

O excesso — de exames, medicamentos ou procedimentos — é uma causa comum de danos aos pacientes. Alguém, com razão, lembrará que a escassez também é arriscada. Mas o excesso de uns acaba levando a uma distribuição desigual de recursos e, no final das contas, acabamos aumentando os riscos para as pessoas tanto pelo excesso como pela escassez.

O excesso de medicamentos é um caso clássico de exagero que prejudica a saúde, sobretudo no caso de idosos com comorbidades e que fazem uso de polifarmácia. Constatamos com facilidade que a polifarmácia é prevalente em idosos. Mas existem iniciativas que visam reduzir de forma segura e sensata o excesso de medicamentos usados pela população.

O procedimento de *desprescrição médica* visa revisar de forma cuidadosa todos os medicamentos que a pessoa utiliza, analisando se o seu uso é adequado e se há possíveis interações medicamentosas perigosas. Após essa avaliação, o médico procura retirar, de forma gradual, todos os remédios que não sejam essenciais. Assim, diminui-se o número de medicamentos usados diariamente, o que reduz a confusão na hora de tomá-los, atenua os custos do tratamento médico e, em muitas situações, melhora a saúde das pessoas.

A mesma lógica pode — e deve — ser usada quando nos referimos a exames e procedimentos médicos. A análise cuidadosa antes de sua indicação e realização, avaliando seus riscos inerentes e o potencial para impacto benéfico na saúde das pessoas, aumentaria a segurança dos cuidados e levaria a uma redução significativa dos custos sem qualquer prejuízo para a população.

REVERTENDO A INSEGURANÇA CIENTÍFICA

A ciência e suas descobertas funcionam como base para as intervenções médicas. Assim, é de esperar que tais descobertas sejam também seguras, sob pena de fazermos os pacientes correrem riscos desnecessários. Da mesma forma que as novidades terapêuticas precisam de um tempo até serem devidamente assimiladas e dominadas pelos profissionais, as novidades científicas também demandam algum tempo para serem confirmadas por estudos subsequentes e pelas análises de outros pesquisadores.

Desse modo, a crescente prática atual de transformar de forma imediata e automática os resultados de um único estudo científico — às vezes, de qualidade bastante duvidosa — em novo paradigma terapêutico configura uma ameaça à segurança dos pacientes. Como se não bastassem todas as incertezas inerentes à própria ciência, existe ainda a possibilidade real de que aqueles achados sejam desmentidos por pesquisas subsequentes, algo que os pesquisadores chamam de *reversões médicas*. Estas ocorrem quando se demonstra cientificamente que uma prática já arraigada na medicina é na verdade inútil ou até mesmo prejudicial aos pacientes.

Em seu livro *Ending medical reversal – Improving outcomes, saving lives*[24] [Acabando com as reversões médicas — Melhorando resultados, salvando vidas], Vinayak Prasad e Adam Cifu mostram que as reversões médicas são bastante comuns e constituem um grave problema para a medicina atual. Essas reversões não são frustrantes apenas do ponto de vista científico, pois a demonstração de que uma conduta enraizada na prática médica é inútil ou prejudicial significa que muitas pessoas foram tratadas durante muito tempo com medicamentos e outras intervenções potencialmente inúteis ou que podem até mesmo ter causado prejuízo a elas. Essas intervenções "revertidas" na verdade sempre foram inúteis ou perigosas; a diferença é que agora isso ficou evidente, às vezes graças a um novo estudo feito por pesquisadores independentes ou a uma análise mais cuidadosa dos estudos iniciais.

Entre as causas para o problema das reversões médicas estão a visão apressada e imediatista da ciência atual (*fast science*), a presença perniciosa da indústria no delineamento e na condução das pesquisas sobre seus próprios produtos (o que representa um potencial imensurável de viés científico) e o crescente afrouxamento dos critérios exigidos pelas agências reguladoras para a aprovação de medicamentos — apenas um ou dois estudos "positivos", desfechos substitutos[25] às vezes sem relevância clínica e mecanismos para a aprovação acelerada de medicamentos. É evidente que a ciência precisa abraçar a filosofia *slow*, sob pena de minar sua credibilidade. Além de indicar uma possível ameaça à segurança da população, cada reversão médica representa mais um tijolo que se vai do nosso outrora imponente

---

24. PRASAD, Vinayak; CIFU, Adam. *Ending medical reversal – Improving outcomes, saving lives*. Baltimore: Johns Hopkins University Press, 2019.
25. "Desfechos substitutos" ocorrem quando o pesquisador opta por uma medida de desfecho mais simples (e menos importante) para facilitar o estudo, em substituição à medida que realmente importaria para médicos e pacientes, e depois infere que o impacto (positivo ou negativo) observado para essa medida substituta significa que o desfecho de fato importante também obterá o mesmo impacto.

edifício do conhecimento científico. Em nome da segurança, algum grau de parcimônia científica é necessário para não deixar ruir uma obra que muito nos orgulha e levou tanto tempo para ser erguida.

"QUEM NÃO SE COMUNICA SE TRUMBICA"?

A máxima do famoso comunicador Chacrinha se aplica muito bem à questão da segurança em cuidados de saúde. Isso porque os problemas de comunicação constituem um dos principais pontos fracos na área da saúde. Ocorre que, diferentemente do famoso mote do Velho Guerreiro, na área da saúde quem mais costuma se trumbicar por causa dos problemas de comunicação são os pacientes. Talvez nosso mote na saúde devesse ser: "Quando os médicos não se comunicam, o paciente se trumbica!"

Os problemas de comunicação estão presentes em todas as etapas dos cuidados de saúde. Quem já passou algum tempo no hospital como paciente ou cuidador sabe dos problemas diários de comunicação relacionados a administração de medicamentos, agendamento de exames e procedimentos, horário previsto para a visita médica e assim por diante. Tais problemas — quase sempre causados por despreparo, e não por má-fé dos profissionais — se espalham por todos os ambientes de cuidados de saúde e, embora geralmente não tenham consequências diretas graves para a saúde, em nada ajudam a tranquilizar os pacientes e familiares.

A saúde das pessoas pode ser diretamente prejudicada por outros problemas de comunicação. O mais clássico deles é a falta de clareza do médico na hora de explicar um diagnóstico ou de orientar a posologia de um tratamento a ser realizado. O britânico Richard Asher, um dos grandes pensadores da medicina no século 20, colocava a falta de clareza entre os sete pecados capitais dos profissionais de saúde. Por outro lado, o espanhol José Ortega y Gasset afirmava que "a clareza é a gentileza do filósofo". Poderíamos muito bem parafraseá-lo e dizer que na medicina "a clareza é a gentileza do médico com o paciente". O próprio adoecer já é uma experiência dolorosa, portanto nós, médicos, não deveríamos acrescentar ainda mais sofrimento ao paciente simplesmente pela nossa falta de clareza, seja ela voluntária ou não.

Estudos mostram que as equipes em que os cirurgiões e os anestesistas se conhecem e se comunicam bem e estão mais acostumados a trabalhar juntos obtêm resultados melhores em relação àquelas em que cirurgiões e anestesistas não se conhecem nem se comunicam adequadamente. Existe ainda o grave problema de comunicação que costuma ocorrer quando os pacientes mudam de nível de cuidados. Isso acontece quando um paciente acompanhado ambulatorialmente ou na atenção primária precisa ser hospitalizado e a comunicação entre as equipes é falha na ida para o hospital e no retorno para o nível da atenção primária. É muito comum que os médicos do hospital recebam o paciente sem contato prévio e sem conhecer várias informações importantes do seu histórico, como é igualmente comum que o médico da atenção primária receba o paciente de volta sem ter a menor noção dos diagnósticos feitos e tratamentos realizados em nível hospitalar. É evidente que tais problemas de comunicação podem representar um atentado contra a segurança do paciente.

RESUMINDO

Na medicina, a segurança absoluta não passa de ilusão. Ainda assim, podemos aumentar sobremaneira a segurança dos cuidados de saúde e dos pacientes se tomarmos algumas precauções básicas, como fugir das curas milagrosas anunciadas em fontes pouco confiáveis, adotar certo grau de parcimônia em relação às novidades científicas e buscar o conselho valioso de um médico de confiança sempre que surgir qualquer dúvida relacionada aos cuidados de saúde. Uma vez que toda intervenção médica comporta algum tipo de risco, nossa preocupação maior deve ser a busca de um equilíbrio saudável na balança de riscos e benefícios.

Paixão e compaixão

O QUE NOS MOVE

Isadora tinha 38 anos e um diagnóstico de câncer de mama metastático. Com uma filha pequena e muitos planos pela frente, o diagnóstico era para ela ainda mais avassalador do que se poderia imaginar. Foram meses difíceis de tratamento, com inúmeras perdas. A doença lhe comprometeu a visão do olho direito, depois os movimentos das pernas, e lhe causava dores intensas que a obrigavam a usar medicações fortes, o que resultava em vários efeitos colaterais. Após cerca de um ano de tratamento, a doença progrediu para o fígado, conduzindo Isadora rapidamente para seus últimos dias de vida. Ela foi internada com um quadro grave de convulsões, já muito emagrecida, confusa e com dificuldade para respirar. Foram iniciadas as medicações necessárias para controlar os sintomas e, por fim, foi necessário sedá-la para que pudesse terminar seus dias sem sofrimento. Mesmo com todos os remédios e medidas prescritas, as horas finais de Isadora foram extremamente difíceis. Embora ela já estivesse inconsciente, observá-la agonizando, tão fraca e vulnerável, tão assustadoramente diferente da mulher que tinha sido, era uma tarefa dolorosa para todos. Essa era uma dor para a qual não havia remédio disponível. Sensibilizada pela dor da família, a médica de Isadora ficou um longo tempo no quarto, falando sobre ela e lembrando dos muitos bons momentos que foram possíveis naquele ano complicado. Explicava com serenidade o que estava acontecendo, perguntava como eles estavam se sentindo, abraçava-os, acariciava a testa de Isadora. Ela faleceu no meio da madrugada, a hora da paz.

No dia seguinte à partida de Isadora, seu marido enviou uma mensagem de agradecimento à médica: "Obrigado por tudo, doutora. A serenidade da senhora me ajudou a trazer o melhor conforto para ela no pior momento da minha vida até agora". E foi assim, num momento em que a medicina parecia ter muito pouco a oferecer, que a paixão e a compaixão trouxeram o alívio e o acolhimento.

Ana Coradazzi e André Islabão

APAIXONADOS

A paixão tem muitos significados, em geral no contexto do amor romântico ("um sentimento muito forte de atração por uma pessoa"), mas, quando falamos da medicina e de todas as profissões da área da saúde, o termo assume outro significado e passa a ser uma grande qualidade. Ela designa vívido interesse, admiração e entusiasmo pela atividade que exercemos, tornando-a um ideal de vida, uma aspiração maior, uma oportunidade de evolução humana. É um encantar-se diário pelo que se pratica. Apaixonar-se pelo que se faz traz significado ao nosso cotidiano, mesmo quando ele é duro e exaustivo. No contexto de um dia a dia no qual presenciamos sofrimento, dor, tensão e miséria, em um sistema de saúde tão cheio de falhas e tão pouco acolhedor, a paixão pela profissão é não só desejável como também vital para o exercício adequado das nossas atividades.

É a paixão que nos leva a querer fazer o melhor pelos nossos pacientes, mesmo quando as demandas deles estão além do nosso conhecimento técnico, do nosso limite físico ou da nossa capacidade emocional. É ela que nos faz persistir. Suas origens são incertas; cada um enxerga significado no que faz à sua maneira. Talvez o entusiasmo venha de uma experiência familiar marcante com um médico dedicado, de uma propensão natural a ajudar quem sofre ou de um sentimento mais espiritual, uma sensação de missão a ser cumprida. O fato é que não importa muito de onde a paixão profissional surge, e sim para onde ela nos leva. Manter-se encantado com o que se pode fazer pelos outros é um mecanismo essencial para evitar a negligência, a imprudência e a frustração. É a paixão que nos fortalece diante das inúmeras dificuldades pelo caminho. Nós a vemos no sorriso de um colega passando o plantão após 24 horas sem dormir, no qual ele conseguiu aliviar as dores excruciantes de uma mulher com câncer avançado, impedir que um paciente com infarto do miocárdio extenso falecesse ou qualquer outro contexto em que sua atuação fez uma diferença imensa na vida de alguém. Também é paixão o que está por trás do olhar emocionado do obstetra que contempla o bebê aninhado no colo dos pais depois de um parto complicado. E é ela que faz que um médico se mantenha por perto mesmo quando seu conhecimento técnico já atingiu os limites, como no caso relatado no início deste capítulo. A paixão é o que faz nosso coração cantar feliz.

COMPASSIVOS

Embora os termos sejam parecidos, paixão e compaixão são coisas bem diferentes. A compaixão se refere à capacidade de sentir empatia pelo sofrimento alheio e agir em prol do alívio desse sofrimento. Não se trata apenas de reconhecer o sofrer do outro, envolve também o desejo real de ajudá-lo e transformar esse desejo em ação: a compaixão é o ciclo completo. Na área da saúde, contamos com ferramentas poderosas que nos permitem fazer isso. Temos acesso a informações íntimas, sigilosas e valiosas sobre as causas do sofrimento. Temos a oportunidade de compreendê-las e estudá-las. E temos o conhecimento necessário para agir. Como profissionais de saúde, somos primordialmente seres compassivos — ou deveríamos ser.

De fato, todos nós estamos transbordando de compaixão quando começamos a atuar profissionalmente. Nossos primeiros contatos com pacientes são em geral cheios de emoção, seguidos de um esforço genuíno para auxiliá-los, muitas vezes indo além dos nossos limites físicos e mentais. O tempo passa, e começamos a ser mastigados pelo nosso sistema de saúde estruturalmente *fast*. Afinal, ele não valoriza o tempo que investimos no paciente, prioriza a produtividade em vez da qualidade, remunera melhor os profissionais que geram receita às instituições (solicitando exames e indicando tratamentos indiscriminadamente, por exemplo) e até ridiculariza aqueles de nós que insistem em colocar os interesses do paciente no centro do cuidado (essa é a base da compaixão). Muitos de nós sucumbem pelo caminho, aprendendo a ignorar as próprias tendências compassivas em nome de um bom emprego ou de proteger a imagem perante os colegas (quase ninguém quer ser o "estranho" que prioriza os pacientes e está disposto a brigar por eles).

Mas cuidar das pessoas sem ter compaixão por elas pode ter um preço alto. Profissionais indiferentes tendem a diagnosticar pior, tratar inadequadamente e frustrar-se com a própria vida. Cuidar não é tarefa fácil — nunca foi. Os seres humanos são complexos e heterogêneos e suas demandas podem se mostrar infinitas. O encontro com um paciente e a construção de uma relação com ele, seja ela qual for, é imprevisível. Precisamos estar preparados para todo tipo de gente: dos humildes aos arrogantes, dos alienados aos egocêntricos, dos depressivos aos ansiosos, dos generosos aos ingratos. É a compaixão pelas condições humanas mais diversas que nos permite oferecer um bom cuidado a cada um. É ela que nos impele a buscar soluções e ajuda para curar uma doença, aliviar um sofrimento ou consolar uma alma agonizante. A compaixão nos leva a uma posição mais justa, na medida em que vemos todos os seres humanos como criaturas surpreendentes e também cheias de falhas. Passamos a compreender a humanidade como uma condição que vale a pena ser preservada, respeitada e, às vezes, tolerada.

Em contrapartida, pacientes tratados por profissionais pouco empáticos tendem a aderir menos aos tratamentos e a se sentir desconfiados ou abandonados. Seu engajamento na própria saúde é menor e sua percepção sobre o que esperar para o futuro tende a ser mais pessimista e desoladora. Quantos indivíduos já saíram de um consultório médico com uma receita tecnicamente perfeita, que acabou guardada numa gaveta qualquer porque o médico não lhes inspirou confiança? A relação entre um médico e seu paciente é uma ferramenta terapêutica, às vezes mais poderosa do que qualquer outra estratégia que aprendemos na faculdade, e seu alicerce é o desejo sincero de ajudar — isso é compaixão.

OS LIMITES DE CADA UM

Tudo em nossa existência humana tem um limite aceitável após o qual passamos a nos ressentir. Até mesmo prudência, dinheiro no bolso e canja de galinha fazem mal, se em excesso. Com a paixão e a compaixão não é diferente. O excesso de paixão pode nos levar a aceitar condições de trabalho intoleráveis e insalubres, embriagados que estamos por nossas atividades. A compaixão exagerada, por sua vez, pode consumir nossa saúde emocional a ponto de nos incapacitar para o trabalho. Não é nada desprezível o número de profissionais de saúde que enfrentam problemas graves de saúde mental, de ansiedade e depressão até o famigerado *burnout*, com frequência associado a uma relação doentia com a compaixão.

É sempre bom relembrar a máxima dos comissários de bordo: coloque a máscara de oxigênio primeiro em você, e só então auxilie quem está ao seu lado. Na área da saúde, é comum nos vermos desesperados para colocar as "máscaras de oxigênio" em todo mundo, enquanto sobrevivemos com algum ventinho que tenha sobrado no corredor. Isso não apenas nos adoece: também nos impede de ajudar muito mais gente no futuro. Acabamos por perder completamente a nossa capacidade de sentir empatia e compaixão, mergulhando numa espiral cruel e complexa.

Sentir compaixão é algo circunstancial, que exige apenas alguma empatia e disponibilidade, como quando você oferece uma quentinha a um morador de rua no caminho para sua casa. Mantê-la ativa continuamente é outra história: exige esforço, atenção e preparo. O autocuidado é o melhor amigo de um profissional compassivo. Além da preservação da saúde física e mental, cuidar de si mesmo aumenta a percepção das necessidades do outro, tornando-nos mais atentos ao que é realmente prioritário, ao que é prescindível e — por que não? — ao que é abusivo. Aprendemos a nos proteger para conseguirmos prestar ajuda, e esse é um processo que não cabe numa disciplina da faculdade. São os anos de prática, as relações que estabelecemos e até a ajuda de um profissional (se for o caso) que nos lapidam para modular a compaixão. Ao final do processo, compreendemos que não conseguiremos resolver todas as doenças, evitar todo o sofrimento e acolher todos os pacientes, mas ter sempre essas coisas como metas já nos tornará profissionais excepcionais.

Com a paixão, as questões são outras. Trata-se mais de aprender a identificar os abusos e se proteger deles. Profissionais demasiadamente apaixonados tendem a não enxergar que estão sendo explorados (a paixão cega, já dizia o ditado). Sentem tamanho prazer em executar seu trabalho que podem chegar ao ponto de se deixar atropelar por chefes inescrupulosos ou pacientes abusivos. Às vezes, veem-se tão envolvidos em suas atividades que precisam de amigos ou colegas que os alertem (e é bom ouvi-los, porque os profundamente apaixonados não podem confiar muito em seus instintos). Porém, o ponto mais nevrálgico a respeito da paixão não é seu excesso, e sim sua falta. Como mantê-la acesa, fulgurante, luminosa em uma vida profissional cercada de limitações, dificuldades e cansaço? São diversas as respostas possíveis, mas talvez o caminho mais sensato seja o mesmo da paixão romântica: transformá-la em amor.

O amor pela profissão não tem a intensidade e a impetuosidade da paixão dos primeiros anos de prática. Ele se transforma num sentimento mais profundo, sereno e sensato, e por isso mesmo mais duradouro. Como nas relações românticas, o amor é mais cauteloso, confortável e confiável, e traduz o que precisamos para cuidar das pessoas de forma justa (com elas e conosco). O amor é ação. É uma relação construída, na qual aprendemos a ver o enorme valor da nossa profissão. Enxergar esse valor com clareza nos torna mais sábios, prudentes e conectados ao que fazemos todos os dias.

Ana Coradazzi e André Islabão

RESUMINDO
No turbilhão do sistema de saúde moderno, falar de paixão e compaixão pode parecer um tanto nostálgico e até piegas. Mas o fato é que a essência da assistência em saúde não se modificou em nada: continuamos cuidando de humanos. Humanos que somos — profissionais ou pacientes —, precisamos enxergar significado no que fazemos. Sem paixão e compaixão, seremos apenas versões piores dos supercomputadores que nós mesmos inventamos.

O uso parcimonioso da tecnologia

QUANDO MENOS É MAIS

Clara costumava ter uma ótima saúde até o momento em que começou a apresentar crises de palpitação e cefaleia. Aos 30 anos de idade, não havia nada de preocupante em seu histórico pessoal ou familiar. Trabalhava em uma grande empresa e fazia o chamado home-office, o que quer dizer que ficava em casa o dia todo. Ainda assim, as crises de palpitação e cefaleia a estavam incomodando a ponto de procurar um médico. Após uma breve anamnese e um exame físico que não evidenciou qualquer alteração, o médico solicitou uma bateria de exames que incluía, além dos exames tradicionais de laboratório, um eletrocardiograma de repouso, um monitoramento eletrocardiográfico de 24 horas e uma tomografia computadorizada de crânio. Um pouco ansiosa pela quantidade de exames a serem realizados, Clara persistiu com os mesmos sintomas até o dia da reconsulta. Sua esperança de resolver o problema nessa segunda consulta foram frustradas quando o médico, depois de constatar que os exames estavam todos normais, entregou uma nova série de requisições. Nessa nova série constavam uma ressonância magnética de encéfalo ("a tomografia parecia sugerir qualquer coisa errada") e um monitor de eventos cardíacos ("às vezes essas arritmias são graves e podem ser difíceis de detectar"). O médico argumentou que se tratava de exames mais modernos e, portanto, melhores para a detecção dos problemas que a estavam incomodando. Ainda mais ansiosa, Clara se submeteu à nova bateria de exames, os quais mais uma vez não demonstraram qualquer anormalidade. Ao questionar o médico sobre quais eram as causas de seus sintomas, Clara ficou sabendo que o médico ainda não havia chegado a uma conclusão e que necessitava de exames ainda mais modernos para averiguar o que estava se passando. Nesse ponto, Clara percebeu que tinha realizado vários exames "modernos", tinha gastado uma pequena fortuna neles e continuava sem saber o que havia de errado com ela, mantendo os mesmos sintomas iniciais, além de estar um tanto mais ansiosa.

Preocupada com a filha, a mãe de Clara, dona Sofia, sugeriu que ela procurasse o médico que costumava atender a família e que era muito "humano". De início, Clara não entendeu bem, pois achava que todos os médicos eram humanos ou deviam sê-lo. Durante a consulta com o dr. Nicanor, Clara a princípio achou engraçada a insistência dele em perguntar coisas sobre o seu dia a dia, sobre o seu sono, sobre como se sentia em relação às pressões profissionais e sobre a quantidade de café que ela tomava ao longo do dia – que não era pouca. Assim, o dr. Nicanor não precisou pedir exames e logo fez Clara perceber que as causas de seus sintomas eram o estresse do trabalho, com o qual não estava sabendo lidar adequadamente, e a quantidade de café ingerida, que estava acentuando as crises de dor de cabeça e suas palpitações. Isso não apareceria em exame nenhum, por mais moderno que fosse. Mas era tão claro como a luz do dia.

A PARCIMÔNIA TECNOLÓGICA

A tecnologia já fez maravilhas pela medicina. É graças a invenções criativas de pessoas inquietas e geniais que temos hoje recursos como cirurgias laparoscópicas minimamente invasivas, implantes intravasculares diversos e exames que literalmente vasculham cada centímetro do nosso corpo em busca de anormalidades. Defender uma visão parcimoniosa diante das novas tecnologias nem de longe significa negligenciar a importância desses avanços e não tem como objetivo único a simples economia de recursos, mas sim o seu uso racional e a sua distribuição mais justa entre todas as pessoas atendidas pelo sistema de saúde. Nosso problema começa quando tentamos definir de maneira objetiva os reais benefícios e o valor clínico de cada uma dessas novidades. É nesse local impreciso, onde ciência e tecnologia se encontram, que as coisas costumam ficar um pouco mais difíceis.

Imagine que você inventou uma engenhoca qualquer e espera que ela seja útil para, digamos, desentupir artérias obstruídas. Nesse ponto, o que temos é uma nova tecnologia. A arte de definir se tal engenhoca será realmente útil à humanidade e qual será o custo para se usar a novidade em larga escala é trabalho da ciência. Qualquer pessoa sensata consegue enxergar que deve existir uma relação adequada entre o custo e o benefício de uma nova intervenção. Indivíduos sensatos também tendem a considerar que a ciência que avalia a efetividade e o custo-benefício das novas intervenções deveria ser realizada por pesquisadores imparciais ou pelo próprio sistema de saúde, que usará (ou não) aquela intervenção, conforme os resultados das pesquisas. Aqui começam os problemas, pois temos vivido uma progressiva escassez de sensatez no mundo científico.

Três questões importantes tornam o excesso de tecnologia um problema para a medicina atual. Em primeiro lugar, está a nossa tendência à neomania, essa mania de acharmos que toda novidade é boa e melhor do que as anteriores apenas por ser mais nova. Há quem diga que vivemos em uma época de embriaguez tecnológica, que não se limita à área da saúde. Basta ver a quantidade de equipamentos eletrônicos inúteis que todos nós acumulamos em casa e formam um verdadeiro cemitério de novidades abandonadas, em parte devido à obsolescência programada, em parte devido a uma impressão inicial de utilidade que estava completamente equivocada. Como vemos, toda embriaguez traz consigo a promessa de uma ressaca proporcional.

Um segundo problema se refere à forma parcial como realizamos — ou permitimos que se realizem — as avaliações científicas das novidades tecnológicas, sejam elas medicamentos, dispositivos médicos ou exames diagnósticos. É evidente que uma empresa que fabrique uma nova tecnologia tenderá a fazê-la parecer melhor do que na realidade é. Afinal de contas, o "sucesso" de um estudo científico sobre uma nova tecnologia pode representar bilhões de dólares a mais no caixa da empresa (as aspas aqui representam a diferença entre sucesso para a indústria e sucesso para a humanidade). O problema é que esses bilhões de dólares que entrarão no caixa daquela empresa sairão dos recursos do governo e de seu sistema de saúde, ou seja, do bolso do cidadão na forma de impostos ou de incrementos crescentes nos preços dos planos de saúde. É claro que deveríamos ter mais cuidado na hora de escolher as pessoas que realizam a avaliação científica das novidades tecnológicas a fim de que elas fossem avaliadas de forma independente e imparcial, tendo como principal objetivo os interesses da população e a sustentabilidade do sistema de saúde, em vez de privilegiar os lucros algumas vezes já indecentes da indústria. Quem paga a conta somos todos nós.

Um terceiro problema diz respeito exatamente a essa finitude dos recursos de qualquer sistema de saúde. Costumamos avaliar as novidades tecnológicas como se os nossos recursos fossem infinitos. Assim, podemos achar razoável que um novo anticorpo monoclonal para enxaqueca reduza as crises da doença de duas para uma vez por semana, mas não nos preocupamos se esse benefício — facilmente obtido com medicamentos mais baratos — custará muitos milhares de reais por mês àquela pessoa ou ao sistema de saúde. Da mesma forma, aprovamos quimioterapias modernas que custam pequenas fortunas (ou nem tão pequenas assim) e às vezes nada acrescentam à expectativa de vida das pessoas e muito menos à qualidade de vida delas, colaborando apenas para desviar recursos que seriam muito mais bem utilizados em cuidados paliativos capazes de oferecer um final de vida mais digno e com qualidade para os doentes e suas famílias. Nunca podemos esquecer que, em qualquer sistema de saúde com recursos finitos (e todos o são!), os recursos que são alocados para determinadas intervenções desnecessárias ou fúteis acabam fazendo falta em outros setores da saúde, nos quais as intervenções seriam consideradas imprescindíveis. Infelizmente, "o nosso cobertor é curto", e precisamos escolher a parte do corpo que mais precisa de proteção.

INFORMAÇÃO NUNCA É DEMAIS

Esse costuma ser um argumento bastante usado para justificar a realização de um número cada vez maior de exames complementares. Temos a impressão de que toda informação é útil e acurada. Porém, assim como na vida já percebemos que o excesso de informação pode ser não apenas inútil como também prejudicial, também na medicina já percebemos que o excesso de informação pode representar ruído e ser prejudicial à saúde do paciente e ao trabalho do médico. Imaginemos uma pessoa que faz uma consulta por uma dor abdominal no quadrante superior direito e realiza um exame de imagem que descobre um nódulo suprarrenal. Ela agora passa a ter dois problemas: a dor inicial e o achado incidental. É possível que o achado casual tenha sido um golpe de sorte e ela tenha descoberto uma doença grave em fase inicial e plenamente curável, mas também é bastante plausível (e até bem provável) que aquele nódulo estivesse ali havia décadas sem nenhuma chance de causar qualquer prejuízo à saúde da pessoa. Além disso, tal achado casual acarretará a realização de mais exames, que podem não esclarecer o achado inicial e ainda demonstrar outros achados incidentais. Assim, abre-se a possibilidade para uma cascata de exames e procedimentos com resultados imprevisíveis, que podem ser bastante prejudiciais ao paciente.

É por isso que os exames complementares deveriam, sempre que possível, ser solicitados com base em um leque de diagnósticos diferenciais já estreitados por anamnese e exame físico cuidadosos, de modo que a escolha dos exames e a análise dos resultados fosse feita levando-se em consideração aqueles diagnósticos mais prováveis. Dito de outro modo: eles são "complementares" exatamente porque dão continuidade a um raciocínio já iniciado, prestando-se a responder perguntas específicas.

Porém, o que se vê atualmente é uma medicina *defensiva* (termo que o colega Dário Birolini propõe substituir por *ofensiva*, para salientar seu caráter prejudicial ao paciente e à própria medicina), na qual o profissional age de maneira peculiar ao percorrer o caminho até o diagnóstico: em vez de chegar a um diagnóstico diferencial restrito pelos métodos tradicionais da anamnese e do exame físico, o que pode ser complementado por algum exame bem direcionado, ele solicita inúmeros exames para descartar todas as outras possibilidades e chegar à confirmação do diagnóstico por exclusão. É como se quiséssemos chegar em casa e, estando parados bem diante dela, optássemos por fazer todos os caminhos alternativos possíveis pelas ruas mais diversas, até esgotar todas as opções de devaneio. Tudo isso em vez de simplesmente atravessarmos a rua e entrarmos em casa.

Essa mudança de postura da medicina nas últimas décadas não apenas aumentou enormemente os custos dos cuidados de saúde como também reduziu bastante a importância do próprio profissional médico em todo o processo. A ironia é que nunca tivemos tantas pessoas se sentindo malcuidadas no que diz respeito à sua saúde.

AS MARAVILHAS DIGITAIS

As tecnologias digitais revolucionaram o mundo e parecem tentar fazer o mesmo com a medicina. Sem dúvida, é muito bom poder ter livros-texto disponíveis em nossos *smartphones* e acesso fácil a informações sobre os últimos estudos científicos em todas as áreas da medicina, embora, como vimos, devamos ser cuidadosos diante do excesso de informações e da origem delas. Como sempre, talvez a conduta mais adequada seja a de procurar fontes fidedignas, como periódicos científicos sérios e fontes jornalísticas confiáveis.

A tecnologia da informação tem afetado até mesmo a forma como nos comunicamos (ou não) com aqueles que precisam da nossa ajuda. Para muitos, a chamada "telemedicina" veio para ficar e, aproveitando-se de um momento bastante pontual e propício na área de cuidados de saúde, em que as pessoas não podiam sair de casa para realizar as consultas, grandes empresas investiram pesado na implantação de tecnologias que permitem que os pacientes consultem seus médicos sem que nenhum dos dois tenha de sair de casa. Embora a regulamentação da telemedicina tenha permanecido muito tempo sob análise dos órgãos responsáveis (o que sugere que até 2020 ela não era considerada urgente ou muito relevante), com a pandemia ela passou a ser vista como uma solução para diversos problemas do sistema de saúde. Considerando que a nossa vida esteja voltando ao normal e pandemias como essa representem períodos de exceção (e não a regra) na história da humanidade, é válido acreditar que uma eventual transição para um modelo mais virtualizado devesse respeitar toda a história da medicina, da relação médico-paciente humanizada, do toque e do contato olho no olho.

Além disso, devemos considerar as dificuldades práticas e os eventuais riscos de realizar atendimentos a distância, que não possibilitam um exame físico adequado de pacientes pouco conhecidos. Também precisamos levar em conta a chance de acentuarmos as disparidades de saúde, uma vez que as pessoas jovens, ricas e saudáveis tendem a ter muito mais acesso às tecnologias digitais do que as mais idosas, pobres e doentes. Tudo isso sem falar no risco de exploração das tecnologias digitais remotas por operadoras de saúde ávidas pela redução de custos, com o consequente desmantelamento de estruturas assistenciais como clínicas e consultórios médicos. Aqui, a moderação é, mais uma vez, fundamental: é evidentemente algo positivo que alguém que mora longe de qualquer recurso médico possa ter acesso a cuidados de qualidade, mas a pressa na adoção do formato virtual deve ser evitada para que a eventual transição seja feita de forma gradual e controlada, tendo como principal objetivo a saúde da população e não o lucro das empresas prestadoras de cuidados de saúde.

USOS E ABUSOS

É preciso lembrar sempre que as tecnologias em si não são boas nem ruins: é o uso que fazemos delas que pode se mostrar benéfico ou prejudicial. O mesmo medicamento ou exame pode ter um valor clínico bastante diferente dependendo da pessoa a quem aquela tecnologia é indicada.

Os profissionais devem sempre se lembrar de que o valor clínico de um medicamento, exame ou dispositivo depende muito da sua indicação. É fácil imaginar a quantidade de problemas que teríamos se todos recebessem estatinas ou realizassem PET-TC sem que fossem consideradas aquelas indicações clínicas consagradas pelo uso e pelo bom senso. É igualmente fácil perceber a importância dos médicos como protetores dos pacientes e dos recursos finitos do sistema de saúde. Nesse sentido, além de uma boa dose de parcimônia, devemos cultivar uma ótima relação de confiança com os pacientes, de modo que as decisões sejam compreendidas e compartilhadas de maneira adequada. Em um mundo onde as pessoas são constantemente bombardeadas por notícias sobre os últimos "avanços" tecnológicos, somente uma relação médico-paciente forte pode oferecer alguma resistência contra o uso excessivo dessas tecnologias.

OS PACIENTES BIÔNICOS

Para alguns, a medicina do futuro será extremamente tecnológica e virtualizada: as pessoas, cada vez mais, utilizarão equipamentos e dispositivos vestíveis (*wearables*), que produzirão uma infinidade de dados biométricos, os quais serão transmitidos para empresas cujos algoritmos "analisarão" os dados e emitirão mensagens para o paciente, tudo em tempo real. É possível vislumbrar um futuro em que recebamos mensagens informando, no meio de uma reunião importante, que nossa frequência cardíaca atingiu determinado limite, que pode ser perigoso; ou, nas férias na praia, que nossa temperatura subiu demais, de modo que devemos sair do sol imediatamente. Existe também a possibilidade de que os cada vez mais onipresentes monitores de glicemia e de outras substâncias passem a avisar que está na hora de parar de comer, algo que o ser humano sempre teve capacidade de perceber sem a ajuda de *gadgets*.

Ao seguirem a lógica do mercado, é provável que esses dispositivos variados passem a ser usados por pessoas plenamente saudáveis em busca de uma "supersaúde". É também bastante possível que o checape do futuro seja apenas uma análise computadorizada e instantânea de todos os dados biométricos disponíveis durante determinado período, feita por algoritmos de grandes empresas e orientados não necessariamente para a melhora da saúde da população, mas para a venda de novos *gadgets* e serviços. Por mais implausível que isso pareça, devemos lembrar que há poucos anos ninguém imaginava que teríamos toda essa variedade de dispositivos implantados em nosso (até então sagrado) corpo nem que um médico estaria acessível à distância de um toque na tela do *smartphone*. Alguém dirá que isso só poderia acontecer se essas novidades se mostrassem positivas em estudos científicos; porém, ao deixarmos as pesquisas mais uma vez nas mãos da própria indústria que fabrica e vende esses *gadgets*, seu resultado "positivo" é mais que provável. Caberá a nós responder se os humanos biônicos do futuro serão mais saudáveis e mais felizes do que os humanos que somos hoje.

DIZE-ME QUAIS SÃO TEUS GENES E TE DIREI QUEM ÉS!

Durante muito tempo, o genoma humano foi considerado um segredo inacessível para a medicina. Com os avanços da ciência, passamos a entender melhor a nossa genética e, paralelamente às novas descobertas, logo surgiram empresas especializadas em decodificar os genes de clientes ansiosos para descobrir o seu futuro escrito no código genético. Os críticos dessa visão da saúde até criaram um termo para isso — *genomancia* —, que faz uma comparação jocosa entre a genética mercantilista e a antiga prática da cartomancia.

A genética é algo muito sério. A informação de que as células de um tumor apresentam determinada mutação pode ser bastante útil para a escolha do melhor tratamento, assim como a presença de algumas poucas mutações genéticas pode ter grande impacto na nossa vida. O problema é que essas mutações são raras, como também são raras as enfermidades definidas por um único gene. Além disso, mesmo aqueles em cuja família há doenças raras — como a doença de Huntington, moléstia neurológica degenerativa em que os filhos de pessoas acometidas têm 50% de chance de ser portadores do gene defeituoso e de desenvolver a doença — podem não desejar a realização do teste por não haver nada que possam fazer para evitar a progressão da enfermidade, o que só parece aumentar sua ansiedade.

Também existem alguns poucos testes genéticos que podem mudar radicalmente a causa de morte das pessoas. Por exemplo, algumas mutações dos genes BRCA1 e BRCA2 podem elevar para até 90% o risco de uma mulher desenvolver câncer de mama e/ou de ovário, o que justifica a adoção precoce de medidas preventivas, como mudanças no estilo de vida, vigilância ativa com exames de rastreamento, quimioprevenção com bloqueadores hormonais e até mesmo adenomastectomia profilática (remoção das glândulas mamárias) com ooforectomia bilateral (retirada dos ovários). Esse é um bom exemplo de como a identificação de uma mutação pode evitar que a pessoa desenvolva a doença. Contudo, cabe a ressalva de que são mutações bem raras e sua pesquisa deve ser indicada com parcimônia (somente em casos com histórico familiar significativo ou histórico pessoal específico).

Na maior parte das outras doenças, a genética atua de forma menos definida, com inúmeros genes interagindo entre si e fatores do meio ambiente ao longo do tempo colaborando em graus variados e pouco previsíveis. Nesse sentido, até o momento, eles não são muito diferentes daqueles fatores de risco tradicionais. Nenhum deles, de forma isolada, determina a presença ou a ausência das doenças que comumente afligem o ser humano. No fim das contas, é certo que a maioria de nós morrerá de doenças cardiovasculares ou de câncer, simplesmente porque essas são as causas de morte mais comuns nos países com nosso grau de desenvolvimento. Assim, a realização de algum dos inúmeros testes genéticos hoje oferecidos a esmo na mídia ou nas redes sociais pode não trazer nenhum benefício para as pessoas que os realizam, embora representem um prato cheio para as empresas que exploram esse comércio genético.

CHATGPT, GPT-4 E AS NOVAS FORMAS DE IA

Enquanto escrevemos este livro, há uma suposta revolução da inteligência artificial (IA) surgindo no horizonte da medicina e dos cuidados de saúde. Achamos importante trazer esta discussão até o leitor por acreditar que tanto os profissionais de saúde como as pessoas em geral não fazem ideia dos eventuais benefícios trazidos por essa tecnologia — e muito menos dos evidentes riscos que ela pode representar para a humanidade e para o futuro da medicina. Assim, todos nós deveríamos estar preparados para esse debate, a fim de que cada passo seja dado da forma o mais parcimoniosa possível. É preciso entender que as tecnologias em si não representam o nosso maior problema: a questão é a maneira como elas são implementadas e os objetivos de quem domina essas ferramentas.

Toda tecnologia implementada em larga escala em uma sociedade causa nela uma transformação significativa que afeta a maneira como agimos e nos relacionamos. Se lembrarmos da ideia de Marshall McLuhan de que as novas tecnologias, como a TV ou a internet, não são neutras e de que elas próprias — mais do que o seu conteúdo — são a mensagem que causará mudanças na sociedade, deveríamos ser bastante cautelosos na adoção de qualquer nova tecnologia, ainda mais em se tratando de algo potencialmente revolucionário como os novos modelos de linguagem do tipo GPT-4.

Além disso, o futuro da medicina e dos cuidados de saúde vislumbrado pelos cientistas da computação é bastante desumanizado e está muitíssimo distante do futuro que nós, médicos e pacientes atuais, gostaríamos de ver. O médico do futuro imaginado pelos tecnólogos delegará a maior parte de suas funções à IA, o que pode incluir o ato médico de conversar e examinar os doentes, a tomada de decisões clínicas e inclusive a realização de pesquisas científicas. Já o paciente do futuro seria monitorado em casa de forma contínua, por dispositivos diversos que, potencializados pela IA, fariam diagnósticos e até sugeririam tratamentos. Parece um tanto distópico, mas essa visão já foi devidamente descrita em livros sobre o assunto.

Nesse aspecto, é deveras interessante o conceito de hiperstição, cunhado pelo filósofo britânico Nick Land. O conceito se assemelha ao das "profecias autorrelizadoras", mas se refere àquelas ideias que têm o potencial de criar ativamente a si mesmas como uma nova realidade ao ser adotadas pela sociedade. Algo parecido pode ocorrer em consequência da adoção dessas novas tecnologias sem a devida parcimônia. Ao adotarmos cada vez mais a IA para realizar o trabalho cognitivo que temos feito até hoje, os médicos (e pacientes) do futuro poderão ficar cada vez menos qualificados e cada vez mais dependentes dessas tecnologias, o que infelizmente as tornará de fato necessárias em um futuro não muito distante. A boa notícia é que (ainda) temos tempo para agir e para tomar decisões com a devida cautela.

QUEM PAGA A CONTA?

Em *O doente imaginado*, Marco Bobbio explica de que maneira a medicina atual tem seguido a cartilha do mercado para justificar o excesso de intervenções em um grande número de pessoas. Segundo essa lógica, deveríamos gastar muito dinheiro com intervenções desnecessárias em nível individual para que a indústria obtenha recursos para investir em pesquisas e desenvolver novas tecnologias. É provável que essas novas tecnologias também sejam desnecessárias em muitos casos, mas justificadas pela mesma lógica a fim de gerar ainda mais recursos para a indústria — e assim sucessivamente, em uma espiral de custos interminável e insustentável para qualquer sistema de saúde.

A combinação dessa lógica capitalista com o nosso consentimento para que a própria indústria avalie com relativa liberdade as tecnologias que ela mesma produz está tendo um efeito devastador sobre os sistemas de saúde. É preciso notar que sistemas de saúde do mundo todo estão cada vez mais preocupados com os custos sempre crescentes e logo insustentáveis dos cuidados de saúde. Além disso, o maior custo da saúde não necessariamente significa resultados melhores para a população. Isso fica fácil de entender quando observamos que os Estados Unidos — país que investe uma fortuna na saúde e onde as pessoas são bastante expostas a excessos diagnósticos e terapêuticos — apresentam indicadores de saúde muito abaixo daqueles de países europeus com nível de desenvolvimento semelhante, ou quando percebemos que a expectativa de vida dos norte-americanos já estava em queda mesmo antes da pandemia de covid-19.

É claro que todos os indivíduos deveriam ter acesso ao que há de melhor em tratamento de saúde, sempre que isso for mesmo necessário e quando não houver alternativas igualmente benéficas a um custo mais baixo. Para isso, devemos economizar recursos onde eles são supérfluos com vistas a disponibilizá-los para quem realmente necessita deles. Devemos também reconhecer que as tecnologias mais novas ou mais caras nem sempre são melhores do que aquelas de menor custo, cujas efetividade e segurança já foram consagradas pelo tempo. Nosso maior problema está em definir com sobriedade quais são as melhores opções em termos de efetividade e de custo-benefício, já que boa parte das pesquisas pode estar contaminada por interesses econômicos. Essa avaliação deveria ser feita sempre por pesquisadores independentes e imparciais, cujo objetivo seja melhorar a saúde da população e a sustentabilidade do sistema de saúde. Mais uma vez, é preciso lembrar que essa conta cada vez mais insustentável é paga por todos nós na forma de impostos e de planos de saúde cada vez mais caros.

Em suma, a adoção de uma postura parcimoniosa em relação às novas tecnologias, longe de ser um apego a uma visão nostálgica da medicina, significa perceber que nem todas as novas tecnologias são melhores do que as anteriores, nem todas apresentam uma relação custo-benefício razoável e nem todas têm efetividade e segurança totalmente comprovadas. Ao assumir essa postura parcimoniosa, o profissional de saúde também assume seu papel de proteger a saúde das pessoas e a própria sustentabilidade do sistema de saúde em que atua. Não devemos oferecer tudo para todos, mas o necessário para cada um.

RESUMINDO

A tecnologia é algo fascinante e, talvez por isso, é fácil nos deixarmos levar pelo seu encanto. Isso é verdade sobretudo quando as novidades tecnológicas surgem no horizonte de uma campanha de marketing bem planejada ou quando a ciência que embasa o seu uso é tendenciosa por problemas inerentes às pesquisas. Assim, considerando que os custos crescentes dos cuidados de saúde nem sempre se traduzem em benefícios para a população, e que o excesso de alguns pode representar a escassez para outros, é fundamental que exerçamos os ideais de sobriedade e justiça preconizados pela Slow Medicine. Que as novas tecnologias sejam avaliadas de maneira parcimoniosa e cheguem em seu *tempo justo*, sem pressa nem exageros.

A relação clínica

CRIANDO LAÇOS

Márcia tinha agendado consulta com o médico por insistência da irmã, depois de uma crise hipertensiva na qual foi parar no pronto-socorro com dor de cabeça e uma pressão de 230 mmHg x 120 mmHg. Ela já sabia ser hipertensa havia algum tempo, mas sua experiência com os vários medicamentos prescritos por médicos não tinha sido das melhores, com efeitos colaterais desagradáveis. Na primeira tentativa, Márcia teve tanta tosse que decidiu trocar de profissional. O segundo médico receitou três tipos diferentes de medicamentos, e ela acabou se confundindo com as posologias, não retornando mais. Aquela seria sua terceira tentativa, dessa vez com o mesmo médico que acompanhava a hipertensão de sua irmã mais velha.

Já na primeira consulta, Márcia ficou surpresa. O médico não apenas perguntou sobre a pressão alta, como também quis saber detalhes dos remédios que ela já tinha usado, do seu histórico familiar e de como ela se sentia a respeito da hipertensão. Perguntou sobre seus hábitos de vida, sobre o que ela fazia para relaxar e sobre seu trabalho, sempre com uma postura tranquila e olhando-a diretamente nos olhos. Explicou a importância de manter a pressão mais bem controlada e disse que isso não se resolveria como num passe de mágica. Combinou que iniciariam um novo medicamento para o controle da pressão enquanto esperavam os resultados de alguns exames, e que se veriam em breve para verificar se a medicação tinha dado certo. Márcia sentiu tamanha tranquilidade e segurança na postura do médico que decidiu levar o tratamento mais a sério desta vez. Mesmo com um pouco de tontura no início, ela não abandonou a medicação, lembrando que o médico tinha alertado que isso poderia ocorrer na fase de adaptação. Fez os exames solicitados e compareceu à consulta de retorno, à qual se seguiram várias outras consultas, com ajustes de medicamentos e mudanças de hábitos de vida. Ela nunca mais precisou procurar a emergência com crises hipertensivas e conseguiu o controle pressórico de que sua saúde precisava.

SOBRE AS RELAÇÕES HUMANAS

As relações humanas estiveram, desde sempre, no alicerce da nossa sociedade e são as principais responsáveis pela nossa hegemonia no planeta. Biologicamente desfavorecidos em comparação com uma imensa parcela dos outros animais, sobrevivemos graças à nossa habilidade de nos organizar em grupos. O historiador e autor *best seller* Yuval Harari afirma que o que diferencia o ser humano de outros animais é sua capacidade extraordinária de cooperar de forma flexível mesmo quando há muitos indivíduos no grupo.[26] Enquanto os chimpanzés não conseguem cooperar quando existem mais de 100 indivíduos e os neandertais só o faziam com aqueles que conheciam pessoalmente, nós, *sapiens*, somos capazes de cooperar não apenas com milhares, mas com bilhões de estranhos (basta pensar na rede global de comércio, por exemplo). Essa habilidade, ainda de acordo com Harari, vem do *storytelling* (contação de histórias), que é a base da cooperação humana em larga escala, pois sempre há uma história ficcional sobre deuses, economia ou nação. Somos a única espécie que consegue acreditar em coisas que não são naturais, como o governo, o dinheiro e os direitos humanos. Construímos nossas vilas, cidades e nações em torno de crenças e valores que nós mesmos criamos. Olhando nossa história dessa perspectiva, não é difícil compreender quanto a comunicação é a pedra angular da humanidade.

Também não é preciso muito esforço para notar que nossa forma de comunicação vem se modificando ao longo dos tempos, amoldando-se às realidades que temos criado. A capacidade de nos comunicarmos em massa, rapidamente e sem muito esforço tem ocupado em grande medida o espaço das nossas relações interpessoais mais íntimas, do olho no olho, do diálogo em que um fala e o outro o escuta. E isso é, sim, um problema. Estamos falando de uma mudança de paradigma: as necessidades individuais priorizadas num passado não muito remoto passam a ser preteridas em relação às necessidades do grupo, seja em seus aspectos físicos, emocionais, sociais ou espirituais. Nunca nos comunicamos com tantas pessoas, e nunca nos sentimos tão sozinhos.

A questão é bem complexa, e não é nosso objetivo discutir o futuro da capacidade de comunicação da humanidade. Mas é ingenuidade ignorar

---

26. HARARI, Yuval Noah. *Sapiens – Uma breve história da humanidade*. São Paulo: Companhia das Letras, 2020.

que não estamos preparados para mudanças tão drásticas e que nos ressentimos profundamente da ausência uns dos outros. Quando pensamos na área da saúde, isso fica cristalino: os pacientes costumam se queixar mais da falta de atenção do médico, da impessoalidade do enfermeiro, do descaso do fisioterapeuta ou da despersonalização do nutricionista do que da própria doença que os acomete. Tem alguma coisa muito errada aqui.

AS RELAÇÕES CLÍNICAS

O termo "relação clínica" vem sendo utilizado para substituir o anterior "relação médico-paciente". Essa mudança é importante porque passa a abranger aspectos mais amplos, incluindo na relação outros profissionais de saúde e também os familiares. Mas, embora o termo tenha mudado, seu princípio continua o mesmo: diz respeito à forma como profissionais, pacientes e familiares lidam uns com os outros. Fazendo um paralelo com as teorias de Yuval Harari, precisamos construir histórias para que as nossas relações funcionem e sejamos capazes de cooperar uns com os outros: são as crenças advindas dessas histórias que validam as relações, inclusive as relações clínicas. Desde os primórdios das profissões relativas à saúde, o sustentáculo do vínculo entre o paciente e o profissional é a confiança mútua. Partindo do princípio de que a vida é nosso bem mais fundamental e precioso, e se apoia na saúde física e mental para ser preservada, não é difícil imaginar que os profissionais de saúde exerçam um papel importante para as pessoas, e que esse papel é desempenhado graças às relações de confiança que se estabelecem com eles. A não ser em casos de extrema urgência ou de total falta de opção, tendemos a procurar profissionais que nos inspirem credibilidade e segurança.

Talvez este seja nosso maior desafio nos tempos atuais: confiança e credibilidade estão em falta no mercado. Isso acontece porque ambos são construções que exigem tempo e uma comunicação efetiva e empática, o que não tem sido a pauta de grande parte dos profissionais. Estamos vivenciando a saúde como um comércio, transformando as relações clínicas numa venda de serviços como outra qualquer — coisa que elas não são, pois não podem ser medidas, pesadas, computadas ou até mesmo valoradas. Há algo de impalpável nelas, incluindo a sensação de segurança de um paciente na presença de seu médico, o acolhimento que um enfermeiro consegue transmitir durante seu trabalho, a dissipação de uma angústia após uma simples conversa com a equipe de saúde e muitas outras sensações que florescem em uma relação clínica saudável.

O tempo que dedicamos à estruturação dessas relações tem um impacto enorme na qualidade delas. E, de novo, não se trata apenas do tempo cronológico, mas do que fazemos com ele. Se priorizamos a escuta das necessidades do paciente, dedicamos atenção plena à sua fala e demonstramos compreensão quanto às suas demandas, o vínculo de confiança se estabelece quase de imediato. Parece pouco, mas não é: as pessoas têm se queixado cada vez mais de profissionais que mal olharam para elas e dedicam todo o tempo a perguntas técnicas, solicitações de exames, algumas receitas e um "passe bem" mal disfarçado atrás de um sorriso pretensamente simpático. Isso não é uma relação: é a venda de um serviço. Percebeu a diferença?

É bom ressaltar que nem sempre é necessária uma longa e duradoura história entre paciente e profissional da saúde para que se estabeleça uma relação clínica saudável. Há muitas formas de construí-la, dependendo do cenário e da demanda que se apresenta. Se estamos diante de uma doença crônica, como uma cardiopatia, é previsível que se seguirão muitas consultas, várias intercorrências que precisarão ser manejadas; a relação será lapidada por meses ou anos. Provas de que o profissional merece a confiança que lhe é depositada surgirão por todo o caminho: um diagnóstico que se revela correto, um tratamento que se mostra eficaz, uma orientação benéfica, o apoio em momentos cruciais. Já num cenário de urgência, por exemplo, uma relação clínica adequada pode ter outra estrutura: um médico que age rápido no controle da situação e, em seguida, dedica tempo para explicar ao paciente e/ou à família o que está acontecendo, o que podem esperar e o que vem sendo feito para que o desfecho seja o melhor possível. É nessa comunicação inicial de eventuais más notícias que o impalpável torna-se evidente: um profissional que se revela sinceramente interessado em ajudar, que demonstra sua dedicação e sua capacidade técnica, proporciona o alívio e a segurança que nenhum medicamento no mundo é capaz de oferecer. São essas as sensações que pautarão a relação clínica que se estabelecerá. E, mesmo que estejamos falando de um plantonista que nunca mais verá o paciente ou sua família, o impacto de sua relação com eles naquele momento permeará a vida deles, como todas as relações fazem conosco.

RELAÇÕES ASSIMÉTRICAS

A natureza das relações clínicas é em essência assimétrica. A assimetria se dá pela diferença de conhecimento a respeito do tema que justifica a existência dessas relações: a saúde do paciente. É de esperar que o profissional de saúde esteja numa posição privilegiada no que diz respeito à posse de informações úteis e necessárias nesse contexto. No entanto, essa assimetria pode ser minimizada se compreendermos a relação clínica mais como uma parceria em prol de um objetivo comum (a saúde do paciente) do que como um vínculo meramente profissional, no qual uma parte oferece um serviço (no caso, informação e orientação) e a outra o consome.

Elevar a relação clínica à condição de parceria não é pouca coisa. É uma escolha e uma atitude, tanto por parte do profissional quanto do paciente e de seus familiares. Para um profissional de saúde, colocar-se como parceiro de seus pacientes exige o desejo real de beneficiá-lo, humildade para que seu conhecimento seja lapidado de forma individualizada, empatia para compreender o funcionamento de cada paciente e coragem para admitir as próprias limitações. Para os pacientes e familiares, a parceria exige honestidade, autoconhecimento, a compreensão dos limites da ciência e uma certa dose de paciência (sim, profissionais de saúde muitas vezes precisam de tempo para resolver as coisas!). Essas posturas reduzirão a assimetria das relações clínicas, visto que as relações saudáveis se beneficiam tanto do conhecimento técnico (cujo detentor é o profissional) quanto do conhecimento humano (no qual o especialista é o paciente).

Também é bem-vinda uma postura de ceticismo diante de informações que venham de fontes pouco confiáveis (redes sociais, conversas com o vizinho, cursos milagrosos etc.). A era das *fake news* a respeito da saúde tem comprometido profundamente as relações clínicas. O apelo dessas notícias falsas é muito grande e convincente, e quando um profissional da saúde se posiciona contra elas, corre o risco de se ver desacreditado. Essa também é uma forma de assimetria: a força de convencimento das redes sociais não pode ser equiparada a uma orientação profissional bem embasada. A primeira tem um poder de disseminação e repetição imensurável, e sabemos que uma mentira contada muitas vezes acaba se transformando em verdade. Em pouco tempo, informações completamente descabidas são aceitas como verdades inabaláveis e adotadas por milhares de pessoas. O mesmo não acontece quando um profissional de saúde se dedica a explicar ao seu paciente os motivos pelos quais ele precisa tomar esta ou aquela atitude, tomar este ou aquele medicamento. A assimetria de alcance, de apelo e de capacidade de convencimento é imensa. Cabe a nós aprender a identificar notícias falsas e armadilhas publicitárias, valorizando a troca de informações que acontece na mesa dos consultórios de profissionais sensatos e capacitados.

A RELAÇÃO CLÍNICA COMO FERRAMENTA TERAPÊUTICA

No caso clínico que abre este capítulo, a paciente só aderiu ao tratamento adequado de sua hipertensão arterial quanto encontrou um médico capaz de lhe inspirar confiança e de se posicionar como parceiro dela nessa empreitada. Engana-se quem acredita que basta um vasto conhecimento técnico para conseguir bons resultados na saúde de um paciente. A mente humana funciona de formas imprevisíveis e surpreendentes. Precisamos do estímulo certo para agir, para mudar de atitude, para fazer melhores escolhas. É aí que uma boa relação clínica faz sua "mágica": ela é parte do tratamento tanto quanto qualquer outra estratégia.

A forma como uma notícia ou informação é transmitida pode influenciar de maneira significativa a resposta emocional do paciente, suas crenças e atitudes em relação à equipe de saúde e como ele enxergará o seu futuro. Em geral, os pacientes de profissionais mais empáticos aderem mais ao tratamento. Isso provavelmente decorre da capacidade do médico de identificar os mecanismos de estímulo que funcionam para cada um dos pacientes, bem como as barreiras que poderiam impedi-los de adotar uma estratégia terapêutica. Não à toa a esmagadora maioria dos charlatães é deveras empática e envolvente: eles precisam agir assim para convencer as pessoas de que seu tratamento milagroso está funcionando, mesmo que não esteja surtindo qualquer efeito. Tendemos a respeitar quem nos escuta e se mostra comprometido com os nossos objetivos. Negligenciar esse aspecto da relação clínica é desperdiçar uma ferramenta poderosa, que pode ser determinante no sucesso ou no fracasso de uma estratégia terapêutica.

Imagine uma senhora com diagnóstico de câncer avançado que escuta de seu oncologista, nada empático, que precisará receber quimioterapia pelo resto da vida, que infelizmente nunca ficará curada e que terá de aprender a lidar com os efeitos colaterais do tratamento para controlar a doença pelo maior tempo possível. Essa senhora chega em casa e recebe a recomendação de uma amiga a respeito de um terapeuta holístico que cura o câncer com técnicas milenares e, diante das perspectivas sombrias desenhadas por seu médico, decide procurar o tal terapeuta, que se mostra extremamente agradável, sensível à sua história e acolhedor, além de incrivelmente otimista. Ele apresenta seu pacote de terapias, capazes de eliminar "os sentimentos negativos e as mágoas que causaram o câncer", afirmando que o caminho para a cura da doença é emocional e espiritual. Não seria surpreendente que a paciente abandonasse a proposta da quimioterapia para mergulhar em terapias alternativas cuja eficácia é extremamente questionável. E não, não é algo que só acontece com pessoas sem acesso à informação: vemos isso todos os dias, com todo tipo de paciente.

Uma relação clínica bem construída implica favorecer a adesão do paciente à estratégia terapêutica que for definida e protegê-lo do charlatanismo por meio do vínculo de confiança e da empatia. É preciso enxergar o que toca o paciente para poder ajudá-lo. Já dizia Carl Jung: "Conheça todas as teorias, domine todas as técnicas, mas ao tocar uma alma humana, seja apenas outra alma humana".

SOBRE O QUE RESTA DE NÓS

Não há fórmulas milagrosas para que uma relação clínica saudável se estabeleça. Não há manuais ou livros específicos sobre isso, embora um bom conhecimento sobre técnicas de comunicação e sobre a psicologia humana possam ser de grande ajuda. No frigir dos ovos, o que conta mesmo é nossa capacidade de estabelecer vínculos humanos. É nosso olhar compassivo. É nossa honestidade e franqueza. É nosso desejo sincero de ajudar. Humanos que somos, temos todas essas capacidades vibrando dentro de nós.

Como profissionais de saúde, temos o privilégio de acessar as pessoas em momentos de vulnerabilidade e fragilidade. Tomamos contato com mazelas humanas inimagináveis para os leigos. Vivenciamos a dor e o sofrimento por todo o caminho, em seus mais variados formatos. Se isso não for capaz de nos afetar, de fazer emergir em nós a compaixão necessária para cuidar do outro, talvez seja o caso de buscar outro caminho. Por aqui, não há espaço para a indiferença nem para a falta de afeto.

RESUMINDO

A construção de relações clínicas saudáveis é parte essencial do trabalho de profissionais de saúde que se identificam com a Slow Medicine. Compreender sua importância, tanto nos aspectos técnicos do exercício da profissão como em seus ângulos menos tangíveis, transforma por completo (e positivamente) todos aqueles envolvidos nessa relação.

A medicina para além da ciência

Nas últimas décadas, a evolução da medicina tem sido muito rápida, na tentativa de acompanhar as impressionantes inovações científicas e tecnológicas de nossa época. Já podemos escanear um corpo inteiro nos mínimos detalhes em uma máquina de tomografia computadorizada ou de ressonância magnética, editar nossos genes para evitar diversas doenças ou até realizar consultas em que o médico e o paciente estão a uma distância de milhares de quilômetros um do outro. Nossos antepassados jamais sonhariam com isso e nossos avós nos considerariam malucos por tentar fazer essas coisas. É exatamente essa discrepância entre o que nossos antepassados pensavam e o que estamos fazendo que deveria nos levar a questionar se toda essa revolução da medicina e da ciência está nos aproximando ou nos afastando de nosso ideal de humanidade.

O QUE NOS TORNA HUMANOS

Em algum momento da evolução, algo nos levou a descer das árvores e explorar o mundo de outra forma e de novas perspectivas. Essa mudança enriqueceu nossa experiência de vida e acabou gerando alterações em nosso organismo e nossa maneira de pensar. Começamos a caminhar sobre duas patas (o tal bipedalismo) e, com isso, liberamos as mãos e passamos a enxergar as coisas de um novo ângulo. Criamos ferramentas realmente úteis que nos permitiram dedicar algum tempo para a introspecção. Foi nesse momento que nos sentamos em alguma pedra à beira do caminho, apoiamos o queixo na mão e nos pusemos a refletir sobre a vida e o universo, tal como foi lindamente representado na conhecida escultura de Rodin, *O pensador*.

Essas mudanças físicas e mentais nos levaram a ser considerados uma nova espécie: o *Homo sapiens*. O problema é que nos autointitulamos *H. sapiens* e, assim, podemos supor que exista aqui algum grau de exagero ou, como costumamos dizer, de viés por conflito de interesses. Ser *sapiens* significa ser sábio, inteligente ou racional, mas sabemos que ninguém é assim o tempo todo. Portanto, talvez essa autodenominação de *sapiens* seja apenas uma condição temporária para a imensa maioria das pessoas. Em boa parte do tempo, somos bastante parecidos com nossos antepassados e bem pouco racionais. Apenas não enxergamos com clareza ou nos negamos a ver essa ligação evidente que mantemos com nossos ancestrais. É por isso que a ideia de praticarmos uma medicina baseada somente nos aspectos racionais do ser humano pode nos trazer problemas.

UMA CRÍTICA DA RAZÃO PURA

Imaginar que podemos — ou devemos — ser racionais o tempo todo pode ser um grande erro. É evidente que o pensamento racional característico da ciência pode nos ajudar em inúmeras situações e que ele tem sido importante na evolução da humanidade. Todos os avanços científicos que presenciamos nos últimos séculos só foram possíveis por causa da nossa racionalidade. Porém, não podemos negligenciar o fato de que muitos deles surgiram ao acaso ou a partir de intuições fortuitas e de outros processos mentais totalmente irracionais, os quais lançaram a faísca inicial que foi depois refinada por nossa racionalidade. Assim, não é errado imaginar que os seres humanos — e, por extensão, a própria ciência e a medicina — são feitos de uma mistura curiosa e paradoxal de racionalidade, acaso, intuição e superstição.

Algumas das principais empreitadas de uma pessoa ao longo da vida são pura irracionalidade. Somos irracionais quando nos apaixonamos de forma cega e muitas vezes à primeira vista por alguém que mal conhecemos, mas com quem subitamente desejamos conviver pelo resto da vida. Ninguém em sã consciência analisaria o genoma da pessoa amada para saber se a combinação será bem-sucedida, e esperamos que isso nunca nos seja sugerido pela ciência racional (nossa vida amorosa ficaria, no mínimo, bastante sem graça!). Da mesma forma, se pensássemos friamente nos prós e contras de termos filhos em um mundo cada vez mais problemático, muitos não o fariam e a humanidade já teria ido à bancarrota evolutiva. Optamos por ter filhos simplesmente por um desejo inato de passar os genes adiante e de nos perseverarmos no mundo de alguma maneira.

Além disso, ao longo de nossa evolução criamos coisas difíceis de explicar de modo absolutamente racional e que não existiriam se já nos considerássemos parte do tal grupo dos *H. sapiens*. É difícil explicar o motivo de termos criado algo como a arte e de termos passado a rabiscar em cavernas, batucar em tambores ou escrever versos que talvez ninguém leia ou entenda. Se o fizemos, não foi por um motivo racional, mas apenas porque temos uma necessidade inata de expressar nossos sentimentos mais profundos. Da mesma forma, alguma força irracional nos levou a criar os rituais mais diversos e as religiões variadas a fim de manter contato com algum mundo transcendente e de nos trazer algum grau de conforto em relação à nossa condição de seres humanos condenados à finitude. Também o fizemos porque precisamos acreditar em algo que esteja além da nossa realidade e que a ciência racional não consegue explicar de forma satisfatória. Por mais que a ciência seja maravilhosa e nos tenha ajudado a chegar até aqui, a verdade é que essas outras coisas "irracionais" — como a arte, a espiritualidade e a vida em comunidade — são tão imprescindíveis para nós quanto a própria ciência. Assim, humanizar a medicina é também reconhecer e legitimar todas essas inconsistências que nos tornam humanos.

Sim, pode ser desconfortável. É o mesmo desconforto que qualquer incerteza nos causa. É difícil imaginar que a medicina precise de um "quê" irracional, se passamos tanto tempo buscando ferozmente torná-la uma atividade amparada apenas pelo raciocínio lógico. Temos transformado a medicina em razão pura justamente para eliminar as incertezas e inseguranças que permeiam a nossa saúde. A questão, porém, não é reduzir o componente racional da medicina: é complementá-lo com a nossa irracionalidade encantadora. Nosso elemento irracional mobiliza e amplia nosso elemento racional, e vice-versa.

A TAL DA ARTE

A arte é, provavelmente, nossa expressão mais intensa e transformadora enquanto humanos. Difícil de se explicar e controversa ao se sentir, a arte é tudo, menos homogênea ou unânime. No contexto da medicina, isso pode ser um tremendo obstáculo. Para aqueles cuja mente funciona quase como uma máquina, cujos valores mais inegociáveis são ligados à razão pura e às duras evidências dos números, ela pode ser incômoda a ponto de ser negligenciada (ou até mesmo combatida). Para aqueles cuja mente funciona mais próxima da alma, do impalpável, a arte é tão familiar que pode dificultar a compreensão da importância da ciência. Temos humanos (e, portanto, profissionais de saúde) de todos os tipos, com todas as vivências em relação à ciência e à arte — e esse é o nosso maior desafio. A grande questão é se conseguimos dosar esse misto de arte e ciência a fim de preservar a irracionalidade da primeira sem deteriorar a racionalidade da segunda.

A bem da verdade, não deveríamos nos preocupar tanto com isso, porque a resposta já vem sendo escrita em nossa história. Temos médicos escritores, músicos, dançarinos ou cinéfilos que veem na arte um complemento essencial para auxiliar seus pacientes, compreender o sofrimento deles num outro nível e avaliar suas expectativas de forma mais acurada. Guimarães Rosa, Drauzio Varella, Moacyr Scliar, Aldir Blanc e muitos outros são exemplos de médicos que viveram a arte de forma intensa e significativa. Nós mesmos, autores deste livro, abraçamos a arte como parte importante da vida, seja através da literatura, da música ou do desenho. Mas não é necessário praticar uma atividade artística para extrair os benefícios da arte: basta consumi-la. Ao ler um bom livro sobre a vida de alguém, assistir a um filme que retrata o amor, emocionar-se com uma história de sofrimento e superação, deixar que uma música nos atravesse a alma, tudo isso nos ajuda a compreender a forma como os indivíduos reagem e se comportam. A arte nos aproxima das pessoas de quem cuidamos, mas não nos afasta da ciência que aprendemos. A conta é de adição.

Além de ser uma ótima opção para que os profissionais de saúde busquem o equilíbrio e exercitem sua sensibilidade, a arte também é uma ferramenta poderosa no manejo clínico de diversas doenças, em especial transtornos mentais. A arteterapia é bastante utilizada, demonstrando bons resultados em quadros depressivos leves e nos casos mais graves, bem como nas doenças que costumam ser resistentes às terapias convencionais, como os quadros mais complicados de esquizofrenia. É emocionante ver que muitas pessoas com dificuldade de expressão verbal ou escrita conseguem se comunicar por meio da expressão artística na música, na pintura ou em desenhos. Da mesma maneira, uma das coisas que mais impressionam — e está longe de ser uma raridade — é ver indivíduos com quadros demenciais avançados (que já nem se lembram do nome dos próprios familiares), mas que conseguem cantar e dançar ao escutar as músicas que os faziam felizes quando eram saudáveis. De alguma forma, a arte funciona como uma via de mão dupla, que tem trânsito direto até a alma das pessoas.

"ANDAR COM FÉ EU VOU"

Se é verdade que a fé move montanhas, então ela também deve dar alguma ajudinha no sentido de preservar a saúde das pessoas. De fato, parece haver relação entre o envolvimento com as religiões ou a espiritualidade e melhores desfechos de saúde. O problema é que ciência e religião não costumam andar juntas. Quando uma chega, a outra sai de fininho. É importante lembrar que pode ser muito difícil estudar essa relação de modo científico, pois os indivíduos religiosos ou que desenvolvem um maior nível de espiritualidade são naturalmente diferentes daqueles que não o fazem em vários outros aspectos que podem interferir nas análises. Da mesma forma, não podemos distribuir aleatoriamente as pessoas dos dois grupos de pesquisa para que abracem ou não uma religião, e mesmo que pudéssemos é de esperar que elas vivenciem essas práticas de maneira muito individual, com graus diferentes de empenho e envolvimento. A religiosidade e a espiritualidade devem ser algo que vem de dentro, uma busca voluntária pessoal (no caso da espiritualidade) ou como parte de um grupo organizado (no caso das religiões) sobre questões como o sentido da vida e a existência de um ser superior. Não podemos transformar alguém em religioso nem desenvolver sua espiritualidade da mesma forma que administramos um comprimido em um estudo científico.

Vários aspectos dessa religiosidade ou espiritualidade podem ser positivos para a saúde, como a socialização com pessoas de crenças semelhantes, um maior nível de autoconhecimento e a busca de uma vida mais cheia de significado. Além disso, existem aspectos mais tangíveis, como uma vida mais regrada, com menor uso de drogas e de álcool, ou os hábitos dietéticos de determinadas religiões, que também podem interferir em fatores de risco para doenças crônicas (como o vegetarianismo no hinduísmo e no budismo) ou atuar como fator de promoção da longevidade (como o jejum intermitente previsto no islamismo).

É evidente que muitas pessoas parecem ter sido beneficiadas pelas religiões ao longo dos séculos, seja pelo sentimento de fazer parte de algo maior e transcendente, seja por modificar de modo positivo alguns hábitos de vida. Da mesma forma, a busca de maior espiritualidade acaba sendo uma alternativa igualmente positiva para quem deseja aumentar seu autoconhecimento e encontrar mais sentido na vida, mas não se encaixa em nenhuma das religiões formais. Mais uma vez, nós mesmos, autores deste livro, procuramos manter uma rotina que pode envolver meditação, ioga e outras práticas pessoais em busca de mais espiritualidade e de um maior equilíbrio. Não o fazemos porque tais práticas evitem esse ou aquele desfecho clínico, mas pelo autoconhecimento e bem-estar que proporcionam, o que logo é sentido sem a necessidade de qualquer tipo de método científico. Acreditamos que essa é uma parte fundamental da vida das pessoas, para a qual a medicina deveria dar mais valor.

Compreender que aspectos relacionados à espiritualidade e à religiosidade podem ter impacto na saúde humana é um passo importante para oferecermos um cuidado mais respeitoso. Não estamos falando de orientar pacientes quanto à adoção de práticas religiosas ou espirituais específicas (isso seria o oposto de respeitá-los, e nada tem que ver com a prática médica). Mas entender quais são seus valores espirituais ou suas crenças religiosas pode nos ajudar a sugerir estratégias de cuidado mais alinhadas com essas crenças e valores. Isso é mais facilmente observável em situações de fim de vida, mas pode ser útil em diversos outros contextos, em especial quando mudanças de estilo de vida poderão beneficiar o paciente. Imagine, por exemplo, um seguidor do espiritismo cujo pilar principal se baseia no livre-arbítrio como forma de evolução espiritual. É possível que conversas pautadas no poder de suas escolhas sobre sua saúde e, consequentemente, sobre sua evolução espiritual durante sua vivência na Terra o incentivem a modificar seu estilo de vida, porque isso faz sentido para ele. Já para um paciente ateu, um discurso mais pragmático e voltado para resultados objetivos talvez surta melhores resultados. Podemos (e devemos) ajustar a nossa régua. Conhecer, ainda que minimamente, o cenário espiritual das pessoas pode ser tanto ferramenta diagnóstica quanto recurso terapêutico. Talvez seja a hora de ciência, medicina, religião e espiritualidade se reconciliarem.

DE FILOSOFAR E VIVER

Os grandes pensadores concordavam com a máxima de Sócrates — posteriormente imortalizada por Montaigne — de que filosofar é aprender a morrer. Se isso é verdade, filosofar só pode ser algo positivo para a vida, pois só pode morrer bem quem viveu de forma plena. Assim, o hábito de filosofar ou de simplesmente refletir sobre a vida e seus vários aspectos é uma prática valiosa para todo mundo e pode ser útil sobretudo para quem lida com seres humanos e seus sofrimentos, como os médicos e outros profissionais de saúde. E isso pode ser especialmente verdadeiro no que se refere ao estoicismo e ao existencialismo.

Algumas virtudes defendidas pelos estoicos são bastante úteis para a medicina, como a temperança, a justiça, a coragem e a resiliência. Conhecer (e praticar!) algumas das ideias de pensadores como Sêneca, Epicteto e Marco Aurélio pode mudar a forma como encaramos a vida e como praticamos a medicina. Além disso, os estoicos estavam sempre em busca da sabedoria verdadeira, algo que é bem diferente da nossa busca diária de informação e conhecimento no mundo atual. A sabedoria está mais relacionada com uma melhor capacidade de discernimento para reconhecermos, entre tanta informação, aquilo que realmente interessa e que pode ser útil para nós e para as pessoas que atendemos.

Uma das lições importantes dos estoicos é a disciplina para a prática constante de exercícios mentais a fim de manter essas virtudes sempre ativas. Entre essas atividades estão a reflexão diária sobre os acontecimentos da vida — o que nos pode levar a melhores decisões em nossa prática — e o desenvolvimento da capacidade de discernir o que podemos mudar daquilo que está além de nossas capacidades — o que pode ser extremamente útil ao lidarmos com questões como a futilidade de nossas intervenções em determinadas situações e o cuidado de pessoas que se aproximam do final da vida, quando as medidas de conforto devem ganhar muito mais importância.

EM BUSCA DE SENTIDO NA VIDA

O sentido da vida é uma busca antiga da humanidade. Os filósofos de todas as épocas já o buscavam e, a julgar pela ausência de uma resposta única até hoje, talvez o sentido da vida não exista ou pelo menos não seja o mesmo para todos nós. Em nível individual, talvez seja mais adequado falarmos na busca de um propósito para a nossa vida, o que pode fazer toda a diferença em nosso dia a dia e, principalmente, durante o enfrentamento de doenças ou de nossa finitude.

Entre os pensadores preocupados com os aspectos existenciais da vida, Viktor Frankl[27] talvez seja aquele cujas ideias podem ser mais úteis à nossa prática diária. Ao desenvolver seu conceito de logoterapia, ele colocou em

---

27. Viktor Frankl escreveu vários livros, mas sem dúvida sua obra mais conhecida é *Em busca de sentido – Um psicólogo na campo de concentração*. 54. ed. Petrópolis: Vozes, 2021.

prática a ideia de que todos nós precisamos ter algum propósito. Isso nos ajuda a sair da cama diariamente e, no caso de doenças, pode fazer diferença entre a vida e a morte. Qualquer sofrimento que enfrentemos fica mais leve quando conseguimos encontrar um significado para ele e para seguirmos em frente.

PÍLULAS DE SABEDORIA

Se na época de Hipócrates as atividades de médico e de filósofo se sobrepunham é porque desde aquela época já se sabia que é impossível tratar as doenças físicas sem cuidar também do bem-estar mental das pessoas. Os filósofos costumavam ser chamados de médicos da alma. Com o tempo e os avanços científicos, fomos perdendo essa capacidade de perceber e de tratar as outras almas e passamos a nos dedicar cada vez mais aos aspectos físicos da saúde, abandonando toda e qualquer metafísica nas consultas.

Contudo, considerando os benefícios da filosofia e seu histórico como medicina da alma, não seria ruim se pudéssemos em alguma medida prescrever também "pílulas filosóficas" para ajudar aqueles que nos procuram e para tratar a nossa alma como médicos. Uma dose diária de Epicuro nos lembraria de que a nossa verdadeira felicidade depende apenas das coisas mais simples da vida. Uma dose de Sêneca poderia nos fazer aproveitar melhor cada dia, pois tudo que deixamos para trás já seria parte da morte. Uma pequena dose da combinação de Sartre e Camus seria suficiente para percebermos que nossa existência pode ser absurda se não conseguirmos lhe dar algum sentido enquanto temos tempo para fazê-lo. E bastariam algumas doses de Voltaire para enxergar claramente que devemos tratar da saúde com a dedicação contínua de quem cuida de um belo jardim.

DIZE-ME COM QUEM ANDAS...

Há alguns anos, determinadas regiões do planeta começaram a chamar a atenção das pessoas pela longevidade da sua população. São áreas nas quais a expectativa de vida é bem superior à da média mundial, havendo uma grande concentração de idosos e centenários saudáveis. Essas regiões foram batizadas de Zonas Azuis, e não demorou para que a comunidade científica se debruçasse sobre elas para entender o "milagre". O fato é que não havia milagre nenhum. Não havia mais tecnologia de ponta na saúde do que em qualquer outro canto do planeta, nem um número maior de profissionais de saúde, nem mesmo uma rede hospitalar mais eficiente do que qualquer outra. O "milagre" da longevidade saudável se assentava apenas no jeito de viver, incluindo as companhias.

Os habitantes das Zonas Azuis têm em comum o hábito generalizado de movimentar-se e alimentar-se sobretudo de vegetais plantados por eles mesmos (e sem exageros). Embora essas sejam recomendações amplamente reconhecidas e preconizadas por médicos no mundo todo, nas Zonas Azuis elas não são recomendações: fazem parte da cultura local — assim como seu ritmo de vida menos acelerado, que valoriza o tempo para descanso e lazer. O que para a maior parte das pessoas é uma meta difícil de alcançar, nas Zonas Azuis é o jeito normal de se viver.

Além disso, eles cultivam um forte senso de comunidade, apego à família e laços sociais. Costumam ter para si um senso de propósito de vida, que inclui cuidar daqueles que os rodeiam e, assim, contribuir para um mundo melhor. De maneira geral, o "milagre" da longevidade nas Zonas Azuis é conviver, desde sempre, com hábitos que se alinham às necessidades básicas humanas, que acolhem tanto a saúde biológica quanto a mental, a social e a espiritual. As pessoas são mais longevas porque são mais felizes, e vice-versa.

Talvez você não tenha tido a sorte de nascer numa Zona Azul — a imensa maioria de nós não tem —, mas compreender o valor do ambiente em que vivemos para nossa saúde não depende de onde nascemos: depende apenas de nós. Cabe a nós identificar ambientes tóxicos, melhorar nossos hábitos, fazer escolhas mais sábias, dar atenção à espiritualidade e cultivar bons relacionamentos pessoais. Podemos ser nós mesmos pequenas Zonas Azuis, e a boa notícia é que isso costuma contagiar aqueles que convivem conosco. A verdade é que a saúde, em seu sentido mais amplo e belo, é altamente contagiosa, e costuma ter a felicidade como efeito colateral mais grave.

O EXERCÍCIO DA HUMILDADE

Quando pensamos mais profundamente na imensa complexidade que envolve a saúde humana, com suas incontáveis variáveis biológicas, seus inúmeros aspectos pessoais, suas infinitas possibilidades e o impressionante papel do acaso na vida dos indivíduos, fica difícil não nos sentirmos insignificantes diante disso tudo. Nossos muitos anos de estudo sobre o funcionamento biológico ou emocional das pessoas nunca parecem ser suficientes para lidar com elas, e nos vemos diariamente surpreendidos por casos desafiadores que nunca vivenciamos ou por nuances inesperadas de casos aparentemente corriqueiros. Sendo honestos, nunca estaremos cem por cento preparados para lidar com todas as situações que nos são apresentadas.

Para alguns, essa sensação pode ser bem desconfortável, sobretudo quando a personalidade do profissional e sua formação acadêmica são dirigidas à expectativa de onisciência, onipotência e infalibilidade. Em geral, são profissionais que se escondem por trás da técnica pura, excluindo de sua prática tudo que é difícil de medir ou analisar. Com o tempo, a impessoalidade se torna seu *modus operandi*, podendo degringolar para uma postura arrogante e indiferente, às vezes até cruel. Porém, mesmo em casos menos extremos, o desconforto resultante das nossas limitações profissionais é um desafio e tanto e, por mais que tenhamos progredido bastante em todas as áreas da saúde, é óbvio que estamos muito longe da perfeição (se é que ela um dia será alcançável). Quanto mais conscientes nos tornamos dessas limitações, mais difícil nos parece nossa atividade.

Diante desse cenário um tanto inquietante, cabe ressaltar que temos algumas escolhas. Alguns se atiram ferozmente na busca do conhecimento, dedicando cada minuto a decifrar o que não conhecem, num desatino pela resolução definitiva de problemas relacionados à saúde humana. Muitos já tentaram, quase sempre à custa da própria sanidade mental ou de seus relacionamentos pessoais, mas mesmo esses obstinados continuam mais próximos da imperfeição humana do que da infalibilidade divina. Outros se convencem de que o conhecimento de que dispõem é suficiente, adotando soluções simplistas para problemas complexos e ignorando os resultados negativos que vemos pelo caminho. Podem até atribuir seus insucessos ao acaso ou ao próprio paciente, dormindo o sono dos justos no final do dia. Mas nada disso sobrevive a uma avaliação honesta do que fazemos: continuamos sempre sujeitos a falhar, por mais bem-intencionados que sejamos.

Talvez a única escolha que alivie de fato nossa angústia seja o exercício da humildade, e isso não é pouca coisa. A humildade não costuma ser um atributo inato dos profissionais de saúde. Muitos escolhem a carreira justamente pela possibilidade de ter algum poder sobre outras pessoas, de alçar uma posição de alguma superioridade. Outros desaprendem a arte da humildade durante a formação acadêmica ou ao se embrenharem no mercado de trabalho, que não costuma ser muito gentil com os humildes. A ironia é que, quanto mais capacitados e experientes nos tornamos, mais claramente vislumbramos quanto ainda nos falta. Cabe a nós reconhecer nossos limites, e isso é o que Sócrates chamava de sapiência: "Sábio é aquele que conhece os limites da própria ignorância".

A humildade nos mantém atentos. Ela nos lembra dos motivos de fazer o que fazemos. Não permite que nos desviemos do nosso propósito mais nobre, que será sempre o de ajudar a quem nos procura. A humildade nos coloca aos pés dos pacientes, não acima deles. É desse lugar que podemos compreender do que eles precisam, do que dispomos para ajudá-los e como fazer isso. A humildade permite que busquemos ajuda de quem sabe mais do que nós (sim, sempre haverá esse alguém). Ela nos protege de cometer erros, em especial a negligência e a imperícia. Deveríamos cultivá-la com o mesmo afinco com que buscamos conhecimento e informação.

Talvez devêssemos, todos nós, ter sob os pés as mesmas sandálias da humildade que calçaram grandes líderes da humanidade, como Mahatma Gandhi, Jesus Cristo e Madre Teresa de Calcutá: suas sandálias mantinham seus dedos próximos ao chão e envoltos em poeira, relembrando-os o tempo todo de que do pó viemos e ao pó retornaremos. Lembrar que somos tão humanos quanto qualquer outra pessoa pode ser nosso atributo mais valioso para um cuidado sóbrio, respeitoso e justo.

A MEDICINA PARA ALÉM DA CIÊNCIA

Pensar em uma medicina para além da ciência não significa de forma alguma reduzir a importância da ciência em nossa prática diária ou imaginar que se possa fazer uma boa medicina sem ferramentas científicas. Em vez disso, o que procuramos salientar aqui é que a medicina nunca será uma ciência exata e muito menos uma atividade que possa ser praticada com a mesma frieza de um pesquisador que lida apenas com números e computadores. Nada disso! A medicina de verdade é uma atividade demasiadamente humana, na qual a frieza não tem lugar. Precisamos de ciência, mas precisamos igualmente de arte, filosofia, espiritualidade e tantas outras coisas que nos fazem ser humanos e nos tornam profissionais melhores. É a isto que a Slow Medicine se propõe: entender a prática assistencial em saúde como um amálgama que compreende o ser humano como multifacetado e único. Lidar com gente é algo muito diverso e infinitamente mais recompensador do que lidar com máquinas e números. Mais do que canetas ou um estetoscópio, o que nós, médicos, devemos carregar no peito é um belo coração que transborde calor humano a cada batida.

Posfácio —
Reflexões econômicas sobre
uma ciência sem pressa

O TEMPO

A temporalidade contida na ideia da Slow Medicine não é apenas metáfora de uma medicina elegante. Diversas dimensões do tempo são necessárias para o processo de decisão médica baseada em sabedoria. Este texto explicará o entrelace entre sabedoria e temporalidade, entre Choosing Wisely e Slow Medicine.

Que retorno esperamos de um investimento? Um jogador que treina espera uma vitória. Um estudante espera uma nota alta na prova. Um investidor espera retorno financeiro. E um paciente? Este "investe" em uma conduta médica à espera de retorno favorável. O aspecto temporal é essencial para mensurar o custo e o retorno do investimento clínico. Em economia, o presente tem mais valor do que o futuro. Primeiro porque o presente é uma realidade, enquanto o futuro é uma (remota) probabilidade. Segundo porque o valor do retorno depende do contexto. O contexto presente é conhecido, enquanto o contexto futuro é incerto.

Um carro que compro, no contexto de hoje, é de valor para mim. Porém, ao pagar por um consórcio para obter um carro no futuro, o valor é incerto, pois meu contexto pode ter mudado: posso estar morando em uma cidade com excelente transporte público, ter decidido me locomover apenas de bicicleta ou não ter saúde suficiente para dirigir o carro. Talvez nem esteja vivo. Mesmo sem considerar a depreciação, o valor futuro de um produto é menor do que o valor presente. É por isso que os economistas aplicam um desconto no valor presente para obter o valor futuro.

O pensamento médico é essencialmente microeconômico. Em medicina, a temporalidade mais favorável é a de retorno (benefício) no presente e custo no futuro. No outro extremo, as condições que mais demandam reflexão quanto ao valor econômico são as de custo no presente e benefício no futuro. Em uma posição intermediária, estão as condições em que tanto o benefício como o custo encontram-se no presente ou no futuro. Além de o contexto ser conhecido, os acontecimentos no presente tendem a ter probabilidade maior do que eventos no futuro. Assim, a vantagem do presente pode ser representada pela seguinte equação metafórica: probabilidade *versus* contexto. Este é um processo de decisão complexo que não se completa com receitas ou protocolos. Mesmo que seja especialista em uma doença, quase nunca o médico saberá de antemão o que fazer com um paciente. Ele precisa de tempo para conhecê-lo e para pensar. Ao pensar, ele tem de avaliar o tempo do investimento e o tempo para seu retorno. É por isso que medicina deve ser lenta em essência: é uma profissão que diz respeito ao tempo.

SITUAÇÕES SIMPLES E COMPLEXAS

A quimioterapia adjuvante à ressecção cirúrgica de cânceres localizados é exemplo de custo no presente e retorno no futuro. Essa conduta é indicada na premissa de efeito adicional na probabilidade de cura ou de aumento de sobrevida. Independentemente da eficácia demonstrada, o custo clínico no presente é quase uma garantia durante o tratamento: estigma, queda de cabelo, efeitos colaterais indesejados ou reações adversas relacionadas à quimioterapia. Por outro lado, o retorno ocorrerá em um contexto futuro e será: (A) limitado aos pacientes "programados" para a recorrência do câncer após a ressecção e (B) limitado àqueles em que a quimioterapia será capaz de impedir essa recorrência. Essa probabilidade de benefício no futuro é calculada pela regra multiplicativa, resultando em uma probabilidade final menor do que os componentes da equação:

$$P (A \text{ e } B) = P (A) * P (B|A) = P \text{ (recorrência do câncer)} \times P \text{ (impedir a recorrência em quem ela ocorreria)}$$

Por outro lado, os custos no presente não dependem um do outro, fazendo parte da regra aditiva. As probabilidades se somam.

$$P (A \text{ ou } B \text{ ou } C) = P (A) + P (B) + P (C) = P \text{ (estigma)} + P \text{ (cabelo)} + P \text{ (desconforto)} + P \text{ (reação adversa)}$$

Comparando essas duas equações, fica evidente o porquê de a eficácia futura ter uma probabilidade (de 0 a 1) que se aproxima do espectro 0, além de apresentar um número necessário para tratar (NNT) que se distancia do 1 no sentido positivo. Enquanto isso, um custo no presente tem probabilidade próxima a 100% (quase determinística) e o NNT se aproxima da linha de base do 1. Do ponto de vista econômico, a terapia adjuvante ao tratamento está na categoria de risco potencialmente antieconômico e deve ser indicada somente após uma cuidadosa reflexão que sugira que o benefício é significativamente maior do que o custo. Não se deve condenar a conduta, mas refletir a respeito de forma profunda e sem pressa.

O paradigma do rastreamento de câncer visa diagnosticar a doença em indivíduos assintomáticos, o que significa outro exemplo típico de benefício no futuro e custo no presente. O paciente recebe um diagnóstico e toda a cascata de procedimentos que dele decorrem (custo). Esse custo precoce se justificaria por duas premissas a serem multiplicadas: que o "câncer" evoluirá até comprometer a vida do paciente e que o tratamento na fase subclínica (precoce) terá mais benefício prognóstico do que o tratamento na fase clínica da doença. Para muitos cânceres indolentes, a primeira probabilidade é baixa. Já a segunda probabilidade é de benefício marginal (tratamento mais precoce *versus* tratamento menos precoce), diferentemente do benefício central observado em tratamento *versus* não tratamento. Por esse motivo, muitos rastreamentos de câncer não têm uma racionalidade econômica. É preciso refletir de forma profunda e sem pressa sobre eles antes de tomar as decisões.

A cirurgia de revascularização miocárdica é, por vezes, indicada a um paciente assintomático que, devido a um rastreamento, tenha sido diagnosticado com doença coronariana extensa. O benefício não será de controle dos sintomas (presente), e o tratamento é feito na premissa de que a cirurgia previna um problema que pode vir a ocorrer no futuro. De novo, isso representa a regra multiplicativa de probabilidade. Já o preço pago pelo paciente acontece no dia da cirurgia — no presente —, com seus desconfortos e complicações. A decisão precisa ser pensada, novamente de maneira profunda e sem pressa.

As situações que correm risco de ser antieconômicas implicam que o médico entenda a dialética entre o fazer e o pensar. Nessa dialética, a conduta será sempre do tipo "ponderada" ou do sistema 2 de Kahneman, devendo ser baseada na percepção individual de que as magnitudes quantitativa e qualitativa do benefício superam bastante o custo, de forma que as desvantagens de contexto temporal e de probabilidades multiplicativas sejam compensadas pelo tipo de benefício. Não se deve julgar nenhuma dessas condutas como inadequadas, mas precisamos perceber que a indicação não pode ser baseada em regra, mas em um processo de decisão.

No outro extremo do espectro econômico estão as situações de benefício no presente e custo no futuro, como a reposição de estrógeno para sintomas de menopausa na mulher ou de testosterona para sintomas de hipogonadismo no homem de meia-idade. As resoluções médicas têm condenado esse tipo de conduta. A defesa ou o ataque a condutas específicas às vezes constituem uma abordagem rápida de decisão. Nessa abordagem, utilizam-se clichês para gerar heurísticas de decisão (atalhos). Assim, estética vira sinônimo de futilidade, autoestima vira sinônimo de vaidade e saúde mental deixa de ter o bem-estar como um de seus componentes centrais. A Slow Medicine é a troca de atalhos mentais por pensamento profundo e lento, e só assim é possível construir a sabedoria necessária para cada decisão.

Quanto às reações adversas, estas seriam ocorrências futuras na terapia hormonal. Reações adversas são distais à intervenção (indiretas), tendo probabilidade menor do que o propósito inicial da conduta. Dessa forma, esse tipo de tratamento hormonal se encontra na categoria de melhor perfil econômico (benefício no presente e custo no futuro). Porém, essa indicação não deve ser uma regra, pois o benefício depende da preferência do paciente. Esta não é uma daquelas coisas que quase todo mundo prefere (como viver mais ou viver sem dor): há maior variabilidade natural, o que justifica a necessidade da ponderação individual. É algo a ser pensado de maneira profunda e sem a banalização de regras proibitivas que desconsideram a complexidade da nossa profissão.

Na categoria econômica de benefício no presente e custo no futuro, a mais forte indicação está no controle de sintomas, pois é quase uma certeza que a preferência de quem está sofrendo é parar de sofrer. O que tem maior impacto: omeprazol para tratamento de sintomas de úlcera ou betabloqueador para redução de mortalidade na insuficiência cardíaca? Embora uma úlcera não seja tão letal quanto a insuficiência cardíaca, o primeiro caso traz um benefício determinístico (NNT = 1) e ocorre no presente, enquanto o segundo é probabilístico (NNT = 20) e ocorre no futuro.

O metilfenidato usado em pessoas que sofrem de transtorno de déficit de atenção/hiperatividade é outro tratamento de alto desempenho econômico, porém evitado por alguns defensores de uma racionalidade baseada em ideias prontas. Quando bem indicado, o tratamento pode mudar a vida de uma criança para melhor. Talvez haja reações adversas futuras, mas a chave da decisão está no retorno do investimento. Há pais que relutam quanto a seus filhos usarem a substância, preferindo que as crianças se esforcem para superar o problema de forma natural. Esse tipo de pensamento não considera que, quando bem indicado, o benefício do tratamento é imediato e provável.

A carência desse modelo mental econômico causa um viés cognitivo comum: embora sejam vistos como menos relevantes do que tratamentos prognósticos, os tratamentos de sintomas podem ter maior impacto probabilístico e temporal.

O *FEEDBACK* DO EFEITO PRESENTE

As condições que trazem benefício no presente têm outra grande vantagem sobre aquelas de benefício no futuro: a evidência do *feedback*. Em tratamentos que trazem efeito no presente, evidencia-se o resultado de imediato, permitindo concluir que a decisão está correta ou perceber que o efeito não foi aquele esperado. Usando essa evidência clínica, proveniente do próprio paciente, o médico saberá se sua prescrição foi adequada ou se deve mudar de ideia. É quando a evidência clínica individual supera a evidência científica genérica. Precisamos de uma observação ao longo do tempo. A medicina é uma arte longitudinal, e não transversal. Mudar de ideia toma tempo.

É ingenuidade achar que as predições baseadas em escores de sintomas são bons critérios de decisão. Se um problema é real para o paciente, não importa se ele é limítrofe em termos de escore clínico. O melhor é não "predizer", mas sim "dizer" com base no *feedback* presente de um tratamento de baixo risco em curto prazo. Melhorou com metilfenidato? Sim, a decisão foi acertada. Não fez muita diferença? Talvez não valha a pena insistir.

A EQUIVOCADA PERCEPÇÃO DE SEGURANÇA

Muitos consideram que a demonstração de segurança é critério obrigatório para a adoção de uma conduta. Na verdade, muitas condutas boas têm (in)segurança demonstrada (por exemplo, está demonstrado que anticoagulação causa sangramento). A máxima hipocrática do *primum non nocere* é uma heurística útil para lembrarmos de que tudo tem um preço, mas não é uma regra do processo de decisão, no qual a justificativa de uma conduta parte inicialmente do benefício. Ninguém opta por fazer algo por ser seguro. Não existe nada isento de risco, tudo tem um preço. Por fim, uma prova de segurança seria uma prova de ausência, o que é epistemologicamente impossível de se obter.

A incerteza quanto ao risco de uma conduta já testada e aprovada por agências regulatórias (hormônios, por exemplo) é um indicativo de que as reações adversas são pouco frequentes, sendo necessários grandes estudos para estimar melhor sua probabilidade. Na verdade, o que os ensaios clínicos descrevem é a ausência de toxicidade proibitiva, condição obrigatória para que uma tecnologia eficaz seja aprovada. Outros efeitos negativos raros poderão ser demonstrados nos grandes estudos de vigilância realizados após a aprovação da droga.

Muitas vezes se trata de ingenuidade platônica criticar condutas por não terem "segurança comprovada". Pensar que condutas apropriadas são iguais a condutas seguras é um erro cognitivo do processo de decisão.

DECISÃO COMPARTILHADA

A economia dos processos de decisão não tem o formato de uma balança, na qual de um lado está o custo e, do outro, o benefício. Custo clínico e benefício clínico são grandezas diretamente incomparáveis, pois representam desfechos diversos. Em lugar da balança, devemos usar a análise sequencial, em que, depois de analisado o benefício, avaliamos a "disposição a pagar".

O enfoque é, em primeiro lugar, o benefício e as dimensões de qualidade, probabilidade e temporalidade. Em seguida, a disposição do paciente para pagar por esse benefício. Depois de construída com o paciente uma percepção do benefício e de sua disposição para pagar, apresenta-se o preço do investimento. Assim a decisão fica mais clara, embora precise de tempo para ser processada. Isso não pode ser resolvido em uma única consulta.

Há diferentes tipos de paciente, como aqueles com aversão ao risco do tratamento e menos disposição para pagar e aqueles com aversão ao risco da doença que desenvolvem tolerância ao risco do tratamento. Em um extremo, um paciente que, antes de uma cirurgia, sinaliza "retire tudo o que for necessário" tem alta disposição para pagar pela resolução do tumor, enquanto outro que diz "prefiro morrer a me operar" tem pouca disposição para pagar.

Existe benefício com a quimioterapia adjuvante. A questão está em saber se o paciente é do tipo disposto a pagar no presente por esse benefício remoto. Existe benefício com a terapia hormonal para fins estéticos. A questão é compreender o valor dela na qualidade de vida do paciente e sua disposição para pagar na forma de probabilidade futura de reações adversas.

RESUMINDO

A medicina é uma arte complexa. É como tocar um instrumento que desafina no detalhe, mas que, quando a nota e o tom certos são encontrados, produz uma música digna de ser apreciada. Um músico sabe que precisa de tempo para produzir boa música. O médico deve saber que necessita de tempo para treinar a sabedoria, para contextualizar o benefício, para moldar as probabilidades, para compartilhar a decisão com o paciente e para receber o *feedback* clínico e pessoal de sua experiência.

Luís Cláudio Correia
Livre-docente em Cardiologia pela Universidade Federal da Bahia
(UFBA) e diretor do Centro de Medicina Baseada em Evidências
da Escola Bahiana de Medicina e Saúde Pública

Agradecimentos

As ideias e conceitos apresentados neste livro são fruto de muitas mentes. É mais do que justo agradecer a todos os colaboradores do movimento Slow Medicine Brasil, que, por meio de inúmeras conversas e reflexões, viabilizaram a lapidação ininterrupta dessas ideias, transformando-as numa corrente de pensamentos que se mantém em evolução contínua. Nossa gratidão especial aos membros mais ativos desse movimento pulsante: José Carlos Aquino de Campos Velho, Dario Birolini, Vera Anita Bifulco, Lívia Abigail Callegari, Andrea Prates, Andrea Bottoni, Carla Rosane Ouriques Couto, Elizabete Band, Flávia Aires, Jaqueline Doring Rodrigues, Rafael Thomazi, José Renato Amaral, Regis Rodrigues Vieira, Thaís Tavares de Sá, Afonso Carlos Neves e Emílio Hideyuki Moriguchi.

Nossa gratidão também aos colaboradores de outros países, Marco Bobbio, Sabrini Novaes e Yung Lie, por sua imensa generosidade e disponibilidade, e ao colega Luís Cláudio Correia pelo Posfácio, uma contribuição valiosa para esta obra.

Agradecemos ainda à equipe editorial da MG Editores, em especial a Soraia Bini Cury, que apoiou o projeto assim que lhe caiu nas mãos, confiando no poder transformador destas ideias.

Por fim, cabe um agradecimento sincero aos pacientes e familiares que nos ensinam e inspiram todos os dias. É por eles que nos sentimos motivados a insistir numa medicina mais sóbria, respeitosa e justa.

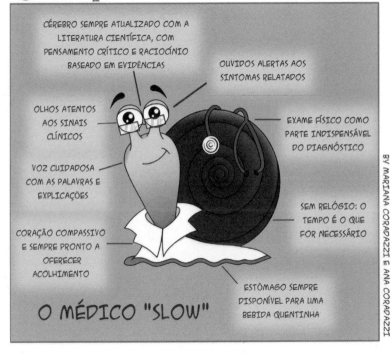

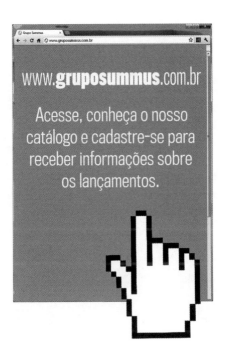

www.gruposummus.com.br